W0261064

Verständliche Wissenschaft

Vierundzwanzigster Band

Die Welt des Geisteskranken

Von

Karl Birnbaum

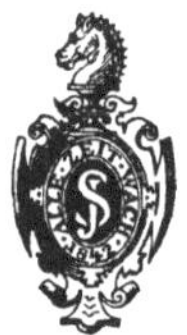

Berlin · Verlag von Julius Springer · 1935

Die Welt des Geisteskranken

Von

Professor Dr. Karl Birnbaum
Berlin

1. bis 5. Tausend

Mit 7 Abbildungen

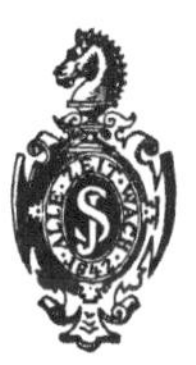

Berlin · Verlag von Julius Springer · 1935

ISBN-13:978-3-642-89545-6   e-ISBN-13:978-3-642-91401-0
DOI: 10.1007/978-3-642-91401-0

Vorwort.

Das kleine Buch bedarf eigentlich keiner besonderen Begleit- und Ausweispapiere von Seiten des Verfassers. Vielleicht ist es aber doch zweckmäßig vorweg zu sagen, was es will und was es nicht will.

Es folgt n i c h t den üblichen populärwissenschaftlichen Darstellungen, die die Geisteskrankheiten zwar allgemein verständlich, aber doch nach Art der psychiatrischen Lehrbücher behandeln. Sein Ziel ist ein anderes, ist z. T. wesentlich begrenzter, z. T. noch weiterreichend. Die Arbeit will das eigenartige Naturgeschehen der seelischen Störung dem allgemeinen Verständnis näherbringen, und will es in der Weise tun, daß sie die Psychose von all den Seiten her beleuchtet, von denen aus ein solches Verständnis gewonnen werden kann. Indem sie dabei von den äußeren Erscheinungen mehr und mehr zu den inneren Zusammenhängen vorrückt, sucht sie allmählich alles Grundsätzliche über die Geisteskrankheiten: ihre Grundlagen, ihre Erscheinungsformen, ihre Entstehungs- und Gestaltungsweisen, ihre Auswirkungen herauszuholen. Dabei alles Wesentliche in knappen Formulierungen darzubieten, ohne je Erfahrungsgrundlagen und Anschaulichkeit zu opfern, blieb das Leitmotiv durch die ganze Darstellung hindurch.

Berlin, im Januar 1935.

Der Verfasser.

Inhaltsverzeichnis.

Zur Einführung.

Vom Neuland des kranken Seelenlebens.

Die Welt des Geisteskranken: Hier wird der Leser zum
ersten Male im Rahmen dieser Sammlung verständlicher
Wissenschaft in ein Lebens- und Erscheinungsgebiet geführt,
das völlig abseits liegt von jener Naturwelt, zu der er vom
physikalischen und chemischen Geschehen aus vollen Zugang
fand. Er betritt nun ganz anders geartete Lebenssphären,
eine Welt eigenartigen seelischen Geschehens, die ihre besonderen Erscheinungsformen und Gesetze hat und die sich mit
ihren Abirrungen weit von allem entfernt, was uns sonst aus
dem Leben des Alltags bekannt und vertraut ist. Kein Wunder, daß diese Welt des Geisteskranken, die uns so fremd-
artig und befremdend, so verwirrend und voll verworrener
Erscheinungen gegenübersteht, von jeher im Menschen die
stärksten Gefühlserregungen, die lebhaftesten Affekte erweckt
hat: vor allem natürlich — und dies auch heute noch — solche
der Bedrücktheit und Beklommenheit, der Angst und des
Schauders, ja selbst des Grauens und des Entsetzens; daneben
aber auch, zumal in weiter zurückliegenden Zeiten, in den
Frühkulturen der Menschheit (wie übrigens auch noch jetzt
bei gewissen primitiveren Völkern), Affekte höherer Art: ehr-
fürchtige Scheu und religiöse Schauer. Der Morbus sacer, die
„heilige Krankheit", wie die Epilepsie im klassischen Altertum hieß, gibt noch in der Bezeichnung uns von dieser Art
religiös gefärbter Gefühlsbetonung seelischer Störungen
Kunde. Bei solcher gefühlsmäßiger Einstellung zur Geisteskrankheit ist es nun auch nicht verwunderlich, daß diese Bezirke der seelischen Abwegigkeiten den Menschen so lange
fremd und fern blieben; das instinktive Gefühl des Gesunden
sträubte sich dagegen, dieser Welt des Geisteskranken näher-
zutreten — Goethe hat dem einmal charakteristischen Aus-

druck gegeben —, und soweit man überhaupt einen Blick auf sie tat, erschien sie durch den Nebel des Aberglaubens und gefühlsmäßiger Mißdeutung verzerrt.

Nun läßt sich nicht verhehlen: Auch wer sich von solchen erregenden und verwirrenden Affekten gegenüber dem Geisteskranken freizuhalten vermag, muß sich in diesem Neuland der Seele als ein Fremdling vorkommen. Er muß sich bestenfalls in der Lage eines Reisenden fühlen, der in fernen Ländern zu fremden Völkern gekommen ist: Nicht nur, daß er die Äußerlichkeiten: ihre Sitten und Gebräuche, ihre Sprache, ihre äußere Lebensweise, nicht versteht, auch ihre Anschauungen, ihre Art, zu denken und zu fühlen, kurz ihre ganze innere Welt ist ihm fremd und unverständlich. Freilich ist der Fremdling bei fremden Völkern doch noch besser daran als im Gebiet der Geisteskranken; ist es doch ungleich leichter, zum Verständnis des geistigen Lebens und Wesens fremder Völker zu gelangen, wo zahlreiche Brücken unmittelbar zum fremden Seelenleben hinüberführen und wo insbesondere die Hauptbrücke der Verständigung sogleich gangbar wird, sobald man die fremde Sprache zu meistern gelernt hat. Mit diesen Sprachbrücken ist es nun aber gegenüber den Geisteskranken noch lange nicht getan. Noch mancherlei Hemmnisse — wir werden es bald merken — gilt es zu überwinden, bevor die geistige Annäherung erfolgt.

An einem aber dürfen wir doch festhalten und es als Grundeinsicht gleich an die Spitze stellen: *Das Seelenleben des gesunden Menschen ist durchaus nicht etwa von dem des Geisteskranken durchweg durch einen unüberbrückbaren Abgrund getrennt.* Auch hier ist ein Brückenschlag an mancherlei Stellen möglich; er ist nur schwerer, und er setzt mehr an geistigen Einsichten voraus. Und zwar liegt die Hauptschwierigkeit bei jedem Versuch, einen Einblick in psychisch abnormes Geschehen zu gewinnen wie zu geben, vor allem darin, daß dem Wißbegierigen die nötigen *inneren Beziehungen* zu diesem eigenartigen Gebiet abzugehen pflegen. Was man gegenüber sonstigen Erscheinungen des alltäglichen Lebens: der Welt des Kindes, des Tieres, des Traumes u. dgl., gemeinhin voraussetzen darf: eine gewisse Vertrautheit mit

dem Stoff und gewisse aus der Erfahrung des Alltags gewonnene allgemeine Anschauungen: darauf kann man gegenüber der Welt des Geisteskranken kaum je in beachtlichem
Umfange rechnen. Und dies um so weniger, als der naheliegende Vergleich des kranken Seelenlebens mit dem normalen den Laien nur zu leicht zu falschen Parallelen und

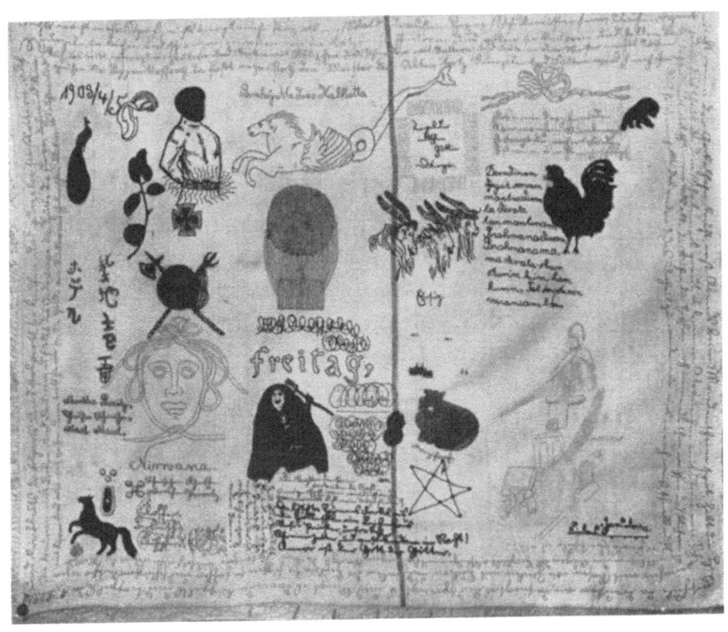

Abb. 1. Stickerei einer Schizophrenen. (Eigne Beobachtung.)
Niederschlag der Geistesstörung in der Handarbeit, kenntlich u. a. am zu-
sammenhangslosen Nebeneinander verschiedenartigster Vorstellungsbilder, an
z. T. sinnlosen Gedankenverbindungen und aneinandergereihten Wortneubildungen (s. S. 18).

Gleichsetzungen verleitet und so statt zu klaren und richtigen
Einsichten nur zu neuen Irrtümern führt. Immerhin: Bei
durchaus besonnenem Vorgehen, das sich der Hilfe irren-
kundlicher Sachkenntnis bedient, wird auch der Weg in dies
befremdende und verwirrende Neuland des kranken Seelenlebens geebnet, das Verständnis für seine Rätselhaftigkeiten
wesentlich erleichtert. Innere Ordnungen und Gesetzmäßig-

keiten lassen sich aufdecken, Abwegiges findet seine Erklärung, und Triebkräfte zeigen sich, wenn auch unter abnormen
Bedingungen, am Werk, die uns aus dem seelischen Getriebe
des gesunden Menschenlebens durchaus vertraut sind. Und
wenn wir auch schließlich noch weit davon entfernt bleiben,
daß sich uns nun die Welt des Geisteskranken in voller Klarheit und bis in ihre letzten Ausläufer enthüllt, so werden wir
doch für manche ihrer Erscheinungen ausreichendes Verständnis gewinnen, und bei anderen, die uns unverständlich
bleiben, wird uns wenigstens klar werden, warum sie sich
noch unserem Verständnis entziehen.

Die künstliche Geistesstörung als Modell.

Dürfen wir aus den angeführten Gründen beim Leser so
gut wie nichts für unser Stoffgebiet voraussetzen, so müssen
wir mit dem Allernotwendigsten beginnen: Wir müssen versuchen, ihm zunächst ein Bild, eine plastische Anschauung
von der Geisteskrankheit zu verschaffen, müssen ihm gewissermaßen ein *Modell der Psychose*[1] zur Veranschaulichung
an die Hand geben. Das gelingt verhältnismäßig leicht; und
zwar mit Hilfe einer *künstlich erzeugten* Geistesstörung. Es
überrascht vielleicht, ist aber ein einwandfreies irrenkund-
liches Experiment, das jederzeit und bei jedermann anwend-
bar ist: Gewisse Giftstoffe, in den menschlichen Körper ein-
geführt, beeinflussen und verändern erfahrungsgemäß das
Seelenleben in dem Grade und in der Art, wie es dem Wesen
einer geistigen Störung durchaus entspricht. Das gilt nach
zahlreichen Versuchen, die man speziell in den letzten zwei
Jahrzehnten gemacht hat, in besonderem Maße von dem
Mescalin, dem wirksamen Bestandteil einer mexikanischen
Kakteenart, deren eigenartige Wirkung übrigens den dortigen
Eingeborenen schon längst bekannt ist: Sie steht bei ihnen
gerade wegen dieser besonderen seelischen Einflußkraft in

---

[1] Von Fachausdrücken kommen im folgenden besonders häufig vor:
Psychose = Geisteskrankheit; psychotisch = durch die Geisteskrankheit bedingt, zur Geisteskrankheit zugehörig; psychopathologisch = seelisch abnorm
oder krankhaft; Halluzination = Sinnestäuschung; davon leichtverständ-
lich abgeleitet: halluzinieren, halluzinatorisch; Paranoia = Wahnerkrankung;
davon abgeleitet: paranoisch. Weitere Erklärungen im Text selbst.

religiös geheimnisvollem Rufe, wird unter religiösen Feier-
lichkeiten gewonnen und bei religiösen Festlichkeiten genos-
sen. Wie nun eine solche Mescalinstörung aussieht, wie sie
einsetzt und abläuft, mag hier zur ersten Illustrierung der
Psychosen an der Selbstschilderung eines Psychiaters veranschaulicht werden. Im übrigen bedarf es zur Darstellung einer
solchen „Experimentpsychose" einer besonderen irrenärztlichen Vorbildung nicht, jeder zu ausreichender seelischer
Selbstbeobachtung Fähige kann dasselbe bieten. In dieser
Schilderung — wir geben sie fast wörtlich, nur mit einigen
Kürzungen und Verdeutschungen von Fachausdrücken wieder — heißt es:

„Nach etwa einer Stunde stellten sich die *ersten Erscheinungen* ein.
Diese bestanden zunächst in einer leichten Übelkeit mit Frösteln und einer
leichten, redselig-läppisch-heiteren Verstimmung. Bald darauf kam aber
eine weitere und höchst merkwürdige Erscheinung hinzu, nämlich eine
überaus lebhafte Überempfindlichkeit für Farbeneindrücke, eine Überempfindlichkeit, die sich im Laufe der nächsten Stunde zu einem wahren
Farbenrausch steigerte. Nie gesehene und nie bemerkte Farbennuancen,
ins feinste Detail abgestufte Farbentöne, ein wunderbares Spiel von Farben kam da zum Vorschein; die unscheinbarsten, sonst nie beachteten
Objekte, wie Zigarettenstummel und halb abgebrannte Streichhölzchen
auf dem Aschenteller, bunte Scherben auf dem Schutthaufen eines fernen, vom Fenster aus sichtbaren Bauplatzes, Tintenkleckse auf dem Schreib-
tische, die monotonen Bücherreihen des Bücherschrankes glühten gleichsam auf in einer Farbengrelligkeit, die schwer zu schildern ist. Ja selbst
die feinen Schatten auf der Zimmerdecke und den Wänden und die fah-
len Schatten, die die Möbelgegenstände auf den Boden warfen, hatten
einen feinen zarten Farbenton, der in Gemeinschaft mit der Farbenfülle
der Tapeten und des bunten Teppichs dem ganzen Zimmer einen märchenhaften Zauber gab. Von überall, von allen Gegenständen, aus allen Win-
keln strömten Farben in unbeschreiblicher Differenzierung ihrer Töne
auf mich ein. Hand in Hand damit — ich möchte sagen fast harmonisch —
entwickelte sich eine immer mehr zunehmende *rührselig-weich-sentimen-
tale Stimmung*, ein Alleweltumarmenwollen mit einer *leichten beweg-
lichen Unruhe* und einer Flüchtigkeit und *Unbeständigkeit der Willens-
regungen*. Dazu das leichte Frösteln und ein, man könnte sagen, angenehmes
Unbehagen, was der ganzen Stimmung ein eigenartig weiches Kolorit verlieh.

Zwei bis drei Stunden nach der Einspritzung begann das *Höhestadium*,
das lawinenartig stundenlang anschwoll, um dann allmählich im Laufe
vieler Stunden langsam abzuklingen.

Charakteristisch für dieses Höhestadium ist zunächst eine tiefe *Zeitsinnstörung*.

Es handelt sich dabei um eine ganz abnorme subjektive Überschätzung der abgelaufenen Zeitstrecken; mit anderen Worten: der Zeitabfluß ist subjektiv enorm beschleunigt. Die Folge davon ist, daß kaum Erlebtes überaus schnell in die Vergangenheit entschwindet, wodurch die Zeit gedehnt erscheint. Erlebnisse der letzten halben Stunde erscheinen so in weiter Ferne, und das Gefühl der nächsten Zukunft überstürzt sich. Man hat zunächst das eigentümliche Gefühl, als hätte man die Herrschaft über die Zeit verloren, als schlüpfe diese einem gleichsam durch, als wäre man nicht mehr imstande, die augenblicklichen Momente festzuhalten, um sie auszuleben; man sucht sich an sie anzuklammern, aber sie entwinden sich und fluten ab. Es ist ein sonderbares Haschen und ein Hasten nach der Zeit, ein inneres Vibrieren, eine eigenartige Unruhe im zeitlichen Erleben, die schwer zu schildern ist. Auf der Höhe der Vergiftung ist die Zeitsinnstörung ganz enorm. Namentlich bei reichlichen Halluzinationen hat man ein Gefühl, als schwimme man in einem unbegrenzten Zeitstrom, irgendwo und wann. Man überblickt die Zeit nicht mehr.

Zu dieser Zeitstörung tritt weiter eine *räumliche* Sinnestäuschung. Diese räumliche Auffassungsstörung ist im wesentlichen charakterisiert durch ein Gefühl der *Fremdheit* der örtlichen Verhältnisse und durch ein Gefühl der *Raumunendlichkeit*. Sonst vertrauten Räumlichkeiten haftet etwas Fremdes, Rätselhaftes an. Man muß sich wie bei der Zeit immer wieder die räumliche Situation aktiv vergegenwärtigen, um dieser Raumverflüchtigung zu begegnen. Dies in Gemeinschaft mit der Zeitstörung gibt dem ganzen subjektiven Zustand einen eigenartig zauberhaften, mystisch märchenhaften Anstrich.

Das dritte Charakteristikum der Mescalinvergiftung sind *massenhafte Sinnestäuschungen* im Gesichts- und Gefühlsgebiet.

Die *Gesichtstäuschungen* nehmen ihren Ausgang von der Überempfindbarkeit der Netzhaut. Liegt man im Höhenstadium der Vergiftung im Dunkelzimmer gedankenlos in einem Lehnstuhl hingestreckt und blickt vor sich hin in die Dunkelheit, so leuchten früher oder später helle Streifen im Gesichtsfeld auf, ähnlich zarten Meteoriten, kommen immer häufiger und dichter, und schließlich prasselt ein Lichtregen, ähnlich den Kinematographenstreifen, nieder, unterbrochen von diffusen Lichterscheinungen wie fernen Blitzen.

Öffnet man die Augen, nachdem man sie vorher mit den Fingern gedrückt hat, so treten plastische Sinnestäuschungen von kaum zu schildernder Reichhaltigkeit und außerordentlichem Formenreichtum auf. Ein Bild verdrängt in stetem Fluß das andere, Szenen kommen zur Entwicklung, die die reichste Phantasie in Schatten stellen; wunderbare Landschaften, Prachtbauten, Kathedralen, Gärten, Parkanlagen, Jahrmarktsbuden usw. wachsen auf und schwinden wieder, gehen ineinander über, wandeln sich in ununterbrochenem Entstehen und Vergehen. Aus einer Szene entwickelt sich — man könnte sagen: fast organisch — die nächstfolgende, aus dieser wiederum die nächste und so fort in fließenden Übergängen. Es gibt da keine Sprünge, keine fertigen Tatsachen, man ist stets Zeuge der Entwicklung jeder Szene aus der nächst voraufgegangenen. Es liegt System in diesem Auf und Nieder von Gesichten, das einleuchtet, es wirkt ein produktiver Geist in diesem Wandel, der befriedigt. Ein Beispiel wird das illustrieren. Ein herrliches Tapetenmuster wirbelt sich zusammen und wird zu einem tiefen Trichter. Die Rhomben, die im Muster vorherrschen, dehnen sich in ihren Ecken, wachsen aus, verbreitern sich nach oben, splittern sich in Äste, nehmen eine grüne Farbe an und werden so zu Bäumen, die in langer tiefer Reihe eine Allee bilden. Man sieht nun deutlich alle Einzelheiten der Allee, die schlanken Bäume, die weiße schnurgerade Straße zwischen ihnen, ringsherum sattgrüne Wiesen, in welche sich die übriggebliebene Tapete umgewandelt hat. Doch der Prozeß geht unaufhörlich weiter: Kaum gebildet, beginnt sich die Allee zu destruieren, die Bäume schrumpfen ein, werden dicker, massiger und kürzer, rücken dichter aneinander, der blaue Himmel senkt sich tief und tiefer und vermischt sich mit den Baumkronen zu einer Mauerwölbung, die Straße pflastert sich mit bunten Fließen, und man sieht in aller Deutlichkeit in allen Einzelheiten einen langen Klostergang. Nur kurze Augenblicke, dann wandelt sich das Bild: die Marmorsäulen schrumpfen ein, beginnen sich zu drehen, werden so zu Schnörkeln und Verzierungen, während eine unter ihnen zu einer grinsenden Theatermaske wird: der Klostergang hat sich in eine Theaterloge umgewandelt. Doch schon beginnt die Logenbrüstung zu zerfließen, die Maske rollt sich auf, zersplittert sich in Schnitzereien, Fassaden tauchen auf, und man sieht ein gotisches Portal, mit ins allerfeinste minutiöseste Detail ausgearbeiteten Holzschnitzereien, von wunderbarer Kompliziertheit und Exaktheit der Ausführung. So geht es fort in ununterbrochener Bewegung: Tapetenmuster wechseln ab mit Blumensträußen, Schnörkeln, Kuppelbauten, gotischen Portalen, wunderbaren Gärten, Landschaften, Alleen, grinsenden Gesichtern, prunkhaften Aufzügen, Prozessionen, Maschinenhallen, Kirchen, Volksversammlungen, Gewölben, Straßenzügen, marschierenden Kolonnen und so fort. Ein ewiges Entstehen und Vergehen, ein ruheloses Wandeln ist das Merkmal dieser Sinnestäuschungen. (S. Abb. 2.)

Viel schwieriger zu schildern sind die *Gefühlshalluzinationen:* Ich will, um mich nicht in Theorien zu verlieren, etwas Konkretes bringen. Man hat aktiv den Fuß nach oben gelegt. Auf einmal hat man die Empfindung, als hätte sich der Fuß vom Unterschenkel abgelöst — man empfindet ihn getrennt vom Körper neben dem amputierten Unterschenkel liegen. Wohlbeachtet! Man hat nicht bloß die Empfindung, als fehlte einfach der Fuß, man hat vielmehr zwei positive Empfindungen, die vom Fuß und die vom amputierten Unterschenkel, d. h. man empfindet den Fuß als solchen neben und getrennt vom Unterschenkel, aber trotzdem als zum Ich gehörig.

Achtet man auf seinen Körper, so merkt man bald, daß sich nun auch der linke Fuß vom Körper abgesetzt hat; dann hat man die Empfindung, als hätte sich der Kopf um 180 Grad gedreht, der Bauch wird zu einer flüssig weichen Masse, das Gesicht hat Riesendimensionen angenommen,

die Lippen schwellen an und werden zu massigen Wülsten, die Arme
werden eigentümlich hölzern mit kantigen Umrissen wie die Figuren des
Nürnberger Spielzeugs oder wachsen aus zu langen Affenarmen, der
Unterkiefer hängt übermäßig weit nach unten, der Mund ist weit geöffnet. Es kommen da ganz sonderbare Mißempfindungen zustande, Um-
wandlungen der Glieder, ein Wachsen und ein Schrumpfen einzelner
Körperteile, Transformationen sonderbarster Art, die kaum zu schildern
sind. Unter vielen anderen hatte ich auch die Gefühlstäuschung, daß
sich mein Kopf vom Körper losgetrennt hat und etwa ein halbes Meter
frei in der Luft schwebt. Ich fühlte ihn tatsächlich schwebend, aber doch
als zu meinem Ich gehörend. Um mich zu kontrollieren, sprach ich laut
ein paar Worte, und auch die Stimme schien von hinten aus einiger Entfernung zu kommen. Oder ich halluzinierte, daß ich mitten durch den
Körper entzweigeschnitten bin, die untere Körperhälfte befinde sich dabei
in Bauch-, die obere in Rückenlage. (Diese Halluzination hat mich noch
die halbe Nacht darauf geplagt.) Oder ich fühlte meine Beine quer über
meinem Bauche liegen. Noch sonderbarer und barocker sind die Transformationen. Während der vom Unterschenkel losgetrennte Fuß doch
noch ein Fuß bleibt, verwandelt sich bei der Transformation ein Glied in
etwas ganz Artfremdes. So nahmen z. B. meine Füße Schlüsselformen
an, wurden zu Spiralen, Schnörkeln, der Unterkiefer wurde eigentümlich
haken-paragraphenähnlich, die Brust schien zu zerfließen und so fort.
Manche dieser Körpergefühlstäuschungen sind so plastisch und anhaltend,
daß man sich ihrer kaum erwehren kann. So hatte ich beim Aufrecht-
stehen und beim Gehen fast eine halbe Stunde lang die lebhafteste Empfindung, als schwebe mein Oberkörper frei in der Luft und stehe in
keiner organischen Verbindung mit den Beinen. Die Täuschung war so
lebhaft und so eindringlich, daß ich immer wieder unwillkürlich auf die
Beine blickte, um zu sehen, ob sie sich noch immer in einer Achse mit
dem Oberkörper befinden und nicht davongeeilt sind. Auch schien es
mir beim Gehen, als wären meine Arme hölzern und gehörten nicht zu
meinem Körper, ja sogar bei optischer Betrachtung schwand die Täuschung nicht, auch den Augen erschienen meine Hände fremd.

Es fiel mir auf, daß ich der Unterhaltung meiner Kollegen, die die
Ergebnisse der eben mit mir durchgeführten experimentell-psychologischen
Versuche besprachen, immer schwerer folgte und schließlich ganz versagte. Das geordnete Mitdenken war in hohem Grade gestört. Es kam
fortwährend zu *gedanklichen Entgleisungen*, zum Auseinanderreißen der
Gedankenkette und infolgedessen zu immer wiederkehrender Notwendig-
keit, mit dem Gedankenaufbau von neuem zu beginnen.

Auf der Höhe der Mescalinvergiftung ist wiederholt passiert, daß ich
für kurze Augenblicke — wenige Minuten — in eine Art *Hemmungs-
zustand* verfiel. Plötzlich stockte der Gedankenablauf, und ich versank
in eine psychische und körperliche Starre, wobei ich alles um mich her
vergaß.

Nur noch ein Wort. Jedesmalige Vergiftung hatte eine schwere Schlaf-

losigkeit zur Folge mit reichlich abklingenden berührungs- und schlafein-
leitenden Halluzinationen, die sich erst in den späten Morgenstunden verloren. Nach kurzem Schlafe fühlte ich mich stets ausnehmend frisch und

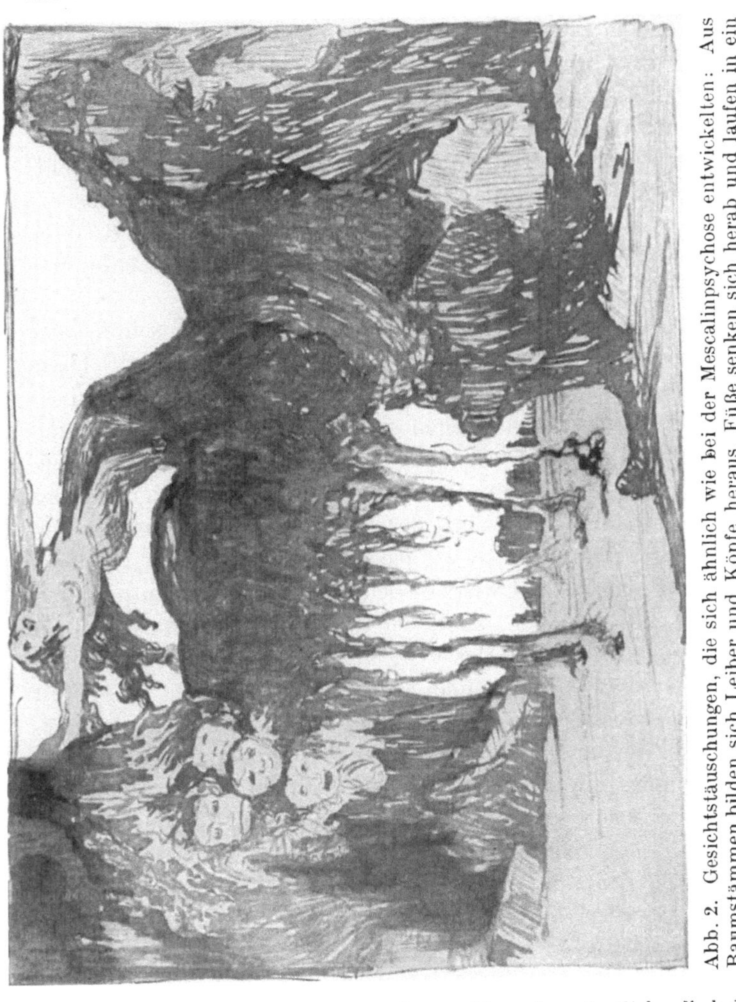

Abb. 2. Gesichtstäuschungen, die sich ähnlich wie bei der Mescalinpsychose entwickelten: Aus Baumstämmen bilden sich Leiber und Köpfe heraus, Füße senken sich herab und laufen in ein Wurzelwerk aus usw. Vom Kranken selbst nach eingetretener Besserung gezeichnet und als eine Art „Filmvisionen" charakterisiert. (Aus Zeitschr. Neur. 44, S. 21, Serko.)

munter und, was ich nicht verschweigen will, außerordentlich alkohol-
widerstandsfähig."

Nun, das ist das Bild einer Geistesstörung, und zwar einer
vorübergehenden, kurz dauernden, „*akuten*". Es zeigt, wie
eine solche Psychose *einsetzt*: mit unbestimmten seelischen

Vorläufererscheinungen in Form krankhafter Stimmungs-
änderung und abnorm erhöhter Überempfindlichkeit gewisser
Sinne. Es zeigt weiter, wie sie schnell unter Zunahme der
krankhaften Erscheinungen zum *Höhestadium* aufsteigt: Nun
beherrschen ausgeprägte Störungen der verschiedensten seelischen Gebiete: vor allem massenhafte Sinnestäuschungen,
aber auch Störungen des Raum- und Zeitempfindens, des
Denkens, des Gefühls und selbst der Bewegung das Feld;
und es zeigt schließlich, wie die Psychose sich *zurückbildet:*
indem alles allmählich sich abschwächt und abklingt, ohne
dauernde Nachwirkungen und so, daß die Person nach kurzer
Zeit als genesen gelten kann.

Nun wird man vielleicht sagen: Ganz gut und schön, aber
was hat das für einen Wert, was ist damit gewonnen? Diese
— zugegeben — interessanten Mescalinerscheinungen, diese
seelischen Mescalinstörungen sind ja nur Kunstprodukte und
haben als solche doch mit jenen Naturgebilden nichts zu tun,
auf die es uns ankommt: den *echten* Geistesstörungen. Aber
dies einwenden hieße doch der Erfahrung bitter unrecht tun.
Zunächst einmal treffen wir psychopathologische Erscheinungen von der Art, wie wir sie eben bei der Experimentpsychose
kennengelernt haben, auch bei den echten Psychosen bis in
alle Einzelheiten an. Das geht so weit, daß selbst ein erfah-
rener Irrenarzt, wenn man ihm den oder jenen Ausschnitt
einer Geistesstörung darböte, nicht sicher zu entscheiden ver-
möchte, ob er aus einer solchen experimentellen Psychose
oder einer einwandfreien wurzelechten stammt. Insbesondere
bei jener Geisteskrankheit, die wir bald als die Hauptreprä-
sentantin echten Irreseins kennenlernen werden, bei der
Schizophrenie, treffen wir vielfach Erscheinungen, die mit
denen der Mescalinpsychosen durchaus übereinstimmen. Im
übrigen wäre es aber an sich völlig verfehlt, diese Art
Störungen nur, weil sie künstlich erzeugt sind, nicht als
wirkliche Psychosen gelten lassen zu wollen. Sie gehören
durchaus zu den echten Geistesstörungen, und zwar zu jener
wichtigen Sondergruppe der *Vergiftungs*psychosen, wie wir
sie auch sonst — ohne Experiment — im Gefolge von allerhand chemischen Schädlichkeiten, insbesondere von Rausch-

und Betäubungsgiften wie Alkohol, Kokain u. ä. auftreten
sehen, und ob sie nun durch natürlichen Gebrauch und Mißbrauch dieser Stoffe oder durch ihre Verwertung im wissenschaftlichen Versuch erzeugt werden, kann an ihrer krankhaften Natur nichts ändern. Was sie darbieten, ist Ausfluß
echter geistiger Störung, und was von ihnen gilt, gilt demgemäß gemeinhin für die Psychosen überhaupt. Wir knüpfen
daher auch bei unserem Bestreben, das Bild der Geisteskrankheiten noch weiter zu entfalten, sogleich noch einmal an die
Experimentpsychose an.

Vom Bild der geistigen Störung.

Die Vielgestaltigkeit der seelischen Krankheitserscheinungen.

Im übrigen: Was uns hier im Rahmen einer Selbstschilderung an abnormen Seelenerscheinungen von einer Mescalinpsychose dargeboten wurde, beschränkt sich natürlich auf die
Beobachtungen eines Einzelfalles. Es ist aber durchaus nicht
schon alles, was bei dieser Art Störungen überhaupt vorkommt. Andere Beobachter berichten noch weiteres und
anderes. Da erfahren wir von den verschiedensten, ganz eigentümlichen seelischen Vorkommnissen bei diesen Mescalin-
experimenten: von eigenartigen Entfremdungen der Wahr-
nehmungswelt, die der Befallene erlebt, von besonderen
Veränderungen seiner innerlichen Gefühlsbeziehungen zur
Umwelt, von wahnhaften Auffassungen, die er den äußeren
Geschehnissen entgegenbringt, von sonderbar gesteigerter Bedeutung, welche die Dinge der Umgebung bekommen und
speziell für seine eigene Person gewinnen; da erfahren wir
weiter, wie das Bewußtsein und die Empfindung vom eigenen
Ich sich verändert, wie das Ich sich verdoppelt, und vieles
andere mehr, was im einzelnen gar nicht alles aufgezeigt
werden kann. Nur um anzudeuten, bis zu welchen Höhen und
Tiefen des geistigen Geschehens sich diese Mescalinpsychose
verlieren kann, sei hier noch herangezogen: Da gibt es Seelenzustände besonderer Art, Zustände des „Außersichseins", der
„ekstatischen" Welt- und Lebensentrücktheit, in denen das

Ich sich auflöst und Beziehungen zur Unendlichkeit gewinnt; oder es stellen sich Seelenzustände von unmittelbarem höchstem Erkenntnischarakter ein, in denen vertiefte Einsichten gewonnen zu werden scheinen, die Probleme des Weltgeschehens sich scheinbar enthüllen, ja selbst große weltumfassende Gedankensysteme geschaut werden.

Dies alles, was die Experimentpsychose so andeutet, wiederholt sich nun in vielfältiger Form bei den echten Psychosen, und so werden wir schon zum Beginn unserer Betrachtung zunächst einmal darüber belehrt, mit welchem *Erscheinungsreichtum*, welcher Gestaltenfülle, welcher „*Variabilität*" der Krankheitszeichen man überhaupt bei den Geistesstörungen zu rechnen hat. Doch ist dies noch nicht alles. Die Fülle wechselnder Krankheitsgebilde macht es zugleich sozusagen unvermeidlich, daß sich allenthalben Erscheinungen vorfinden, welche durch ihre *psychologische Fremdartigkeit* sich von allen natürlichen Durchschnittserscheinungen weit· abheben und entfernen. Die ergiebigste Ausbeute nach dieser Richtung hin bietet die Königin der Psychosen, die *Schizophrenie*, die überhaupt die reichste Fundgrube für alle Arten psychisch abnormer Gebilde darstellt und die damit zugleich die aufschlußreichste wie interessanteste Psychose von allen wird. An ihr läßt sich so ziemlich alles zeigen, was überhaupt in der Welt der Geisteskrankheiten vorkommt, sie macht insbesondere so eindringlich wie überraschend offenkundig, was wir gleich als zweite Einsicht hier mit aufnehmen können: welche Menge Dinge es in der Psychose gibt, von denen die seelenkundliche Weisheit des Alltags sich nichts träumen läßt, und zwar vor allem auch Dinge, die sich überhaupt kaum noch in das Zwangsbett der üblichen normalpsychologischen Schablonen einspannen lassen. Diese Vorzugsvertreterin aller psychotischen Erscheinungen muß man daher zunächst und vor allem kennen, wenn man mit den Erscheinungen der Geisteskrankheit vertraut werden will. Denn keiner kann sagen, daß er das weite und fremdartige Reich der Psychosen kennt, wenn er nicht die Schizophrenie kennt.

Gestaltenreichtum und Fremdartigkeit im Rahmen schizophrener Krankheitsbilder.

Es ist nun nicht ganz einfach, das seelische Geschehen und innere Erleben dieser ausgesprochenen Geisteskranken, die wir als Schizophrene bezeichnen, in scharfen Konturen kenntlich zu machen. Denn unsere Sprache und ihre Ausdrücke versagen sich nur zu leicht diesen Erscheinungen, die von so anderem Charakter, so wesentlich anders geartet sind als die des normalen Geisteslebens, der psychischen Gesundheit. Auch vom Kranken selbst werden diese seelischen Dinge daher vielfach nicht eigentlich klar beschrieben, als vielmehr unbestimmt umschrieben, und die ungewöhnlichen Ausdrücke und selbst neugebildeten Worte, deren er sich zur Kenntlichmachung und Kundgebung der eigenartigen abnormen seelischen Tatbestände bedient, verraten schon von sich aus, daß er sich in einer ungewöhnlichen, mit dem üblichen Sprachschatz nicht erschließbaren Welt seelischen Geschehens sich bewegt. Aber vielleicht ist gerade diese eigenartige unsichere Kennzeichnung dazu angetan, dem Leser die Fremdartigkeit der seelischen Erscheinungen und Vorgänge in der Psychose so recht zum Bewußtsein zu bringen.

Ein eigentümliches Herabsinken der seelischen Energie, ein eigenartiger Verlust der seelischen Spannung drückt in den typischen Fällen dem psychischen Leben der Schizophrenen das besondere Gepräge auf; die verschiedensten Seiten ihres seelischen Seins: Wahrnehmen und Denken, Fühlen und Wollen werden davon in absonderlicher Weise betroffen und verändert. Von den Kranken selbst wird dieses psychische Geschehen mit auffallender Übereinstimmung geschildert: als unbestimmt und unscharf, als uneindringlich und verschwommen, als entgleitend und zerfließend, als ein Übergehen von einer Form in die andere, als ein Abreißen der natürlichen seelischen Zusammenhänge, ein Verlorengehen der Verbindungen im Denken, Fühlen und Handeln und ähnliches mehr. Die Welt erscheint wie durch einen Schleier, getaucht in eine fremdartige seelische Atmosphäre, sie ist wie fern und entfremdet.

Besonders auch an ihren Gedankengängen kommen den

schizophrenen Kranken selbst diese eigentümlichen Abänderungen der seelischen Verrichtungsweisen zum Bewußtsein, und daher finden gerade auch die *Denkstörungen* in ihren Selbstschilderungen — den mündlichen wie schriftlichen — allenthalben einen bezeichnenden und eigenartig formulierten Ausdruck. Da heißt es etwa — ich zitiere hier, wie auch weiterhin aus zahlreichen derartigen psychopathologischen Selbstdarstellungen, wie sie gerade die neuere wissenschaftliche Literatur der Irrenkunde durchziehen:

„Die Gedanken sind nicht mehr klar ausgedacht ... ich habe meinen Gedankenablauf gar nicht mehr in der Hand. Gedanken, die man nicht deutlich hat, die einen nur irgendwie streifen ... Neben dem Hauptgedanken laufen immer noch Nebengedanken, sie verwirren die Gedanken, doch kommt man zu keinem Ziel, es wird immer stärker, alles geht kreuz und quer. — Ich denke an etwas scharf, nebenher denke ich an etwas, das mitläuft, ich weiß wohl, der Gedanke läuft mit, aber nur in der Ferne sehe ich ihn ...“

Oder: „Es ist kein Denken, ein halbes Sehen, viel Sachen hintereinander, das rasch fortschwimmt. Mal schwimmen die Gedanken fort, mal sind sie verlangsamt, aber es ist wie ein Auto, das im Schnee steckengeblieben ist, der Motor arbeitet weiter, aber die Räder drehen sich immer wieder auf der Stelle. Früher hatte ich einen festen Gedanken, jetzt das Gegenteil ... Früher habe ich abgeschlossen gedacht, jetzt kann ich zu keinem Abschluß kommen ...“ und so fort.

Noch bezeichnender für die schizophrene Sonderart des psychischen Geschehens sind gewisse innere Erlebnisse, die darauf hinweisen, daß der Kranke nicht mehr die natürliche Verbindung mit seinen geistigen Verrichtungen, nicht mehr den natürlichen Anteil an ihnen hat, daß diese vielmehr unabhängig vom eigenen Ich auftreten, selbsttätig und selbständig ohne seine Beteiligung und Leitung ablaufen. Dieses *Losgelöstsein des Innenlebens von der eigentlichen Persönlichkeit* und ihrer Führung gehört mit zu den alltäglichsten Vorkommnissen im schizophrenen Seelenleben, zu den gewöhnlichsten Bestandteilen der schizophrenen Geisteswelt; sie werden von den Kranken immer wieder in gleicher, für diese Art Geistesgestörte beinahe typischer Weise erlebt und aufgefaßt: Es ist ihnen, als ob ihnen die verschiedensten seelischen Gebilde: Gedanken und Gefühle, Willenstriebe und Bewegungen eingegeben, gemacht, künstlich erzeugt oder auch

übertragen und entzogen werden, als ob sie in ihrem Geistesleben unter einem fremden Zwang stünden, von fremden
Mächten bedroht, beeinflußt und überwältigt würden und
dergleichen mehr. Wenn dieses selbständige Auftreten und
der selbsttätige Ablauf der Vorgänge in befremdender Weise
in alle Bereiche des Seelenlebens eindringt, dann sieht sich
der Kranke in eine rätselhafte innere Welt versetzt:

Wie das alles gehe, sei ihm ein Rätsel, berichtete ein solcher Schizophrener. Er wurde in eine ganz eigentümliche Stimmung versetzt; jedes
Wort, das er sprach, wurde ihm eingegeben; er konnte nicht anders, als
die Gedanken dieser eigentümlichen Stimmung zum Ausdruck zu bringen; die eingegebenen Gedanken waren unnatürlich, ganze Sätze wurden
ihm zurückgerufen, sie waren zum größten Teil nicht seine eigenen
Gedanken. Auch Schlaf wurde ihm plötzlich gegeben, Träume entwickelt,
beliebige Bewegungen eingegeben. Gedanken wurden ihm geradezu heraus-
gezogen. Übertriebenes Lachen wurde ihm übermittelt, tägliche Eingebungen wurden ihm gemacht. Hastige Eile, Atembeschwerden, Durst
und dergleichen mehr waren eingegeben. usw.

Vielfach gewinnen die zwar selbsterzeugten, aber vom eigenen Ich abgespaltenen und dem Kranken daher fremd er-
scheinenden Gedanken *sinnlich lebhafte* Form, sie werden
— auch dies ein charakteristisches Vorkommnis im schizophrenen Seelenleben — zu *Sinnestäuschungen*, und zwar mit
Vorliebe zu „*Stimmen*": Gehörstäuschungen, die der Kranke
nach außen verlegt und demgemäß ihrem Ursprung und
Wesen nach mißdeutet. So überreichte eine meiner Schizophrenen einmal ein Schriftstück zu ihren Akten, das den bezeichnenden Titel trug: „Stimmen, Gedankenübertragungen
und Eingebungen". In diesem heißt es u. a.:

„Wie mir während der Zeit, die ich in Nervenheilanstalten verbringen
mußte, bekannt geworden ist, überträgt die Wissenschaft dank der Tele-
pathie Gedanken. Es ist nach meinem Dafürhalten ungefähr der gleiche
Vorgang wie bei der drahtlosen Telegraphie. Man kann diese *rollenden
Worte* auch als *Stimmen* bezeichnen. Dem Stand der heutigen Wissenschaft nach kann selbst ein Laie derartiges nicht Einbildung nennen. Es
gibt also Stimmen später erfunden, wahrscheinlich Gedankenübertragungen.
Außer diesen durch die Wissenschaft begründeten Stimmen gibt es
noch universelle Stimmen oder Eingebungen, die man hier Übertragungen
nennen muß. Dieselben beruhen gleichfalls nicht auf Einbildungen. Die
Bibel berichtet von einer Stimme, die zu dem Erzvater Abraham kam
und rief: ‚Abraham, opfere deinen Sohn Isaak nicht.' Die Pfingstzusam-

menkunft der Jünger Jesu muß unter großen universellen Eingebungen
gestanden haben. Ich behaupte weiter, daß viele unserer großen Geister
Eingebungen oder Inspirationen aus dem Universum bezogen. Darwin z. B.
liefert den Beweis: Seine Werke sind nur Annahme von auf ihn gerichteten Eingebungen.

Ich persönlich stehe unter dem Druck großer universeller Pressungen,
so daß ich zum Teil meiner Freiheit beraubt bin, Vergangenheit beraubt
war, völlig! Ich bin nicht im geringsten geistig oder körperlich krank.
Zu meinem größten Verdruß erlitt ich Zwangsschriften, mit denen ich
nicht mehr in Verbindung stehe als der Bleistift, der ihn schrieb. Ich
muß es ablehnen, mich deshalb geistig für nicht normal halten zu lassen,
und betrachte dieselben als Kuriosum. Ich stelle den Antrag, dieselben
zu vernichten, und wünsche keine Unsinnigkeiten auf mich. Es gibt Vorgänge im Universum, die direkt von den Sternen zu einem Menschen
hinunterspielen. Den Beweis dazu liefere ich. Auf den beiden letzten
Seiten stehend, der Entwurf zu einem Schauspiel, den ich aus dem Universum erhielt." — —

Man sieht beiläufig schon hier, was wir später noch weiter
verfolgen müssen: Diese „Gedankenübertragungen, Eingebungen und Stimmen" erfahren durch die Patientin unmittelbar
eine erklärende Ausdeutung, sie führen zu einem *Erklärungswahn*. Die Kranke hat im übrigen tatsächlich die Umrisse
eines religiös gefärbten Dramas überreicht, dessen Inhalt sie
zwangsmäßig überfiel und das sie auf Eingebungen aus dem
Weltall zurückführt, wie sie überhaupt ihre Gedanken auf
den Druck „universeller Pressungen" zurückführt und selbst
historische und religiöse Geschehnisse in gleichem wahnhaftem Sinne umdeutet. —

Nun, das sind einige wenige für die schizophrenen Seelenstörungen besonders bezeichnende Erscheinungen. Das Ge-
samtbild der Schizophrenie führt freilich darüber hinaus.
Allenthalben gesellen sich ihnen noch ganz andere krankhafte
Seelenvorgänge hinzu, Erlebnisformen von teilweise so eigener
Art und von so ungewöhnlichem Charakter, daß sie gelegentlich über alles dem menschlichen Geiste sonst Vertraute weit
hinausgehen bis hart an die Grenze alles Vorstellbaren und
Erlebbaren. Nur gerade eine Anschauung von dieser Art be-
deutungsvollem schizophrenem Erleben gibt vielleicht der
folgende Selbstbericht eines Schizophrenen über eine bestimmte Krankheitsepisode; mit seinem Hinweis auf den
„visionären" (sinnlich geschauten) Charakter der Vorgänge

16

wird er freilich der fremdartigen psychologischen Natur des schizophrenen Geschehens nicht voll gerecht.

„Die mit der Vorstellung eines Weltuntergangs in Zusammenhang stehenden Visionen, deren ich, wie ich bereits erwähnte, unzählige hatte, waren zum Teil grausiger Natur, zum Teil aber wiederum von unbeschreiblicher Großartigkeit. Ich will nur einiger weniger gedenken. In einer derselben fuhr ich gleichsam in einem Eisenbahnwagen oder einem Fahrstuhl sitzend in die *Tiefen der Erde* hinab und machte dabei sozusagen die *ganze Geschichte der Erde oder der Menschheit* rückwärts durch; in den oberen Regionen gab es noch Laubwälder, in den unteren Regionen wurde es immer dunkler und schwärzer. Beim zeitweiligen Verlassen des Gefährtes wandelte ich wie in einem großen Friedhof, wobei ich unter anderem die Stätte, wo die Bewohnerschaft Leipzigs lag, auch das Grab meiner eigenen Frau kreuzte. Ich drang, wieder in dem Gefährt sitzend, nur bis zu einem Punkte: drei vor. Den Punkt: eins, der den *Uranfang der Menschheit* bezeichnen sollte, scheute ich mich zu betreten. Beim Rückwärtsfahren stürzte der Schacht hinter mir ein, unter steter Gefährdung eines darin befindlichen ‚Sonnengottes‘ ... Wiederum ein anderes Mal hatte ich das Gefühl, als ob ich selbst zur *Seligkeit* hinaufgezogen würde; ich hatte dann gleichsam von den Höhen des Himmels herab, unter einem blauen Gewölbe ruhend, die ganze Erde unter mir, ein Bild von unvergleichlicher Pracht und Schönheit ...“ usw.

Nun ist die Schizophrenie eine sich über lange Jahre erstreckende Geisteskrankheit; sie zeigt natürlich in ihrem langen Verlauf wechselnde Erscheinungen. Was bisher davon dargeboten wurde, gehörte — zumal in Form der ausgeprägt psychotischen Erlebnisse — vorzugsweise den erregten Phasen der ersten Krankheitszeit und des Höchststadiums an. Nun verlangen aber Krankheitsbilder der vorgeschrittenen Psychose und ihres Endstadiums die gleiche, vielleicht noch stärkere Berücksichtigung. Und dies nicht nur wegen ihrer besonderen Eigenart und Fremdartigkeit, sondern weil sie zugleich ein gut Teil gerade dessen ausmachen, was man als das geistige Wesen, als die *Geistigkeit des Schizophrenen* aufzufassen pflegt, und was uns daher am ehesten darüber belehren kann, wie es im Innern solcher *langjährigen* Geisteskranken aussieht.

Da sind vor allem gewisse schizophrene *Gedanken- und Sprachgebilde,* denen unsere ganze Aufmerksamkeit gebührt. Bei vorgeschrittenen Schizophrenen geht schließlich das Denken — und in Verbindung damit die Sprache — in einer

Weise fehl, daß der geistig Gesunde überhaupt nicht mehr recht zu folgen vermag. Es gehört mit zu den eindrucksvollsten Beobachtungen an psychotischen Krankheitsfällen, was sich hier an jenen Gebilden abspielt, mit denen man sonst geistig zu arbeiten pflegt, an jenen Formen, an die man beim Denken gebunden ist: Die auftretenden Vorstellungen verlieren wesentliche Bestandteile, nehmen dafür andere zufällige auf, verschmelzen mit wesensfremden Begriffen, bekommen dadurch einen durchaus veränderten, verschobenen und selbst in sich widerspruchsvollen Sinn, ja, gewinnen so eine Bedeutung, die bestenfalls nur dem Kranken selbst bekannt ist. Da und dort werden Begriffe schließlich zu unfaßbaren und jeweils wechselnden Sinnbildern für andere Gedankengebilde, so daß der Kranke selbst jedesmal etwas anderes darunter versteht, anderes damit in geistigen Zusammenhang bringt. Die Gedankenverbindungen und Gedankengänge selbst folgen nicht mehr den natürlichen Denkordnungen und Denkgesetzen, den Leitlinien von Erfahrung und Logik, sondern verlaufen unberechenbar in ständig wechselnden zufallsbestimmten Zusammenhängen.

Diese schizophrene Störung des Denkens und der Vorstellungsinhalte kommt charakteristisch in der in Abb. 3 wiedergegebenen Zeichnung zum Ausdruck, die der Kranke selbst als „Lamm Gottes“ bezeichnete. Der große Kreis mit dem Strahlenkreuz erscheint, grob äußerlich gesehen, als der Kopf eines Männchens nach Art der Hampelmänner. In Wirklichkeit werden in ihm eine Reihe von ganz heterogenen Vorstellungen zu einem Gedankenkomplex verschmolzen, „verdichtet“. Er ist zunächst als eine Art Monstranz gedacht, zugleich aber auch als Uhrblatt, als Sonne, als Gesicht des Lammes Gottes, und da der Kranke sich mit diesem identifiziert, auch als dieser selbst. Auch andere Einzelheiten und insbesondere die Beischriften weisen auf veränderte Bedeutungen hin. (Die Beine sind beispielsweise Maria und Marta genannt, u. a. m.)

Auch die *Sprache* selbst nimmt schließlich bei der Schizophrenie an diesen gedanklichen Störungen in gleichsinniger Weise teil. Sie verliert nicht nur ihre natürlichen Inhalte, sondern selbst ihre feste geprägte Form, und wird mehr und mehr ihres eindeutigen Sinnes und ihrer Bedeutung beraubt. Dafür nimmt sie gelegentlich eine schwerverständliche Wortsymbolik und noch schwerer verständliche Wortneubildungen in sich auf, und sie fällt zu guter Letzt einem beinahe völlig unfaßbaren Wortgefasel, einem schizophrenen „*Wort-salat*" anheim. Das Endergebnis: Diese innere Welt des Be-

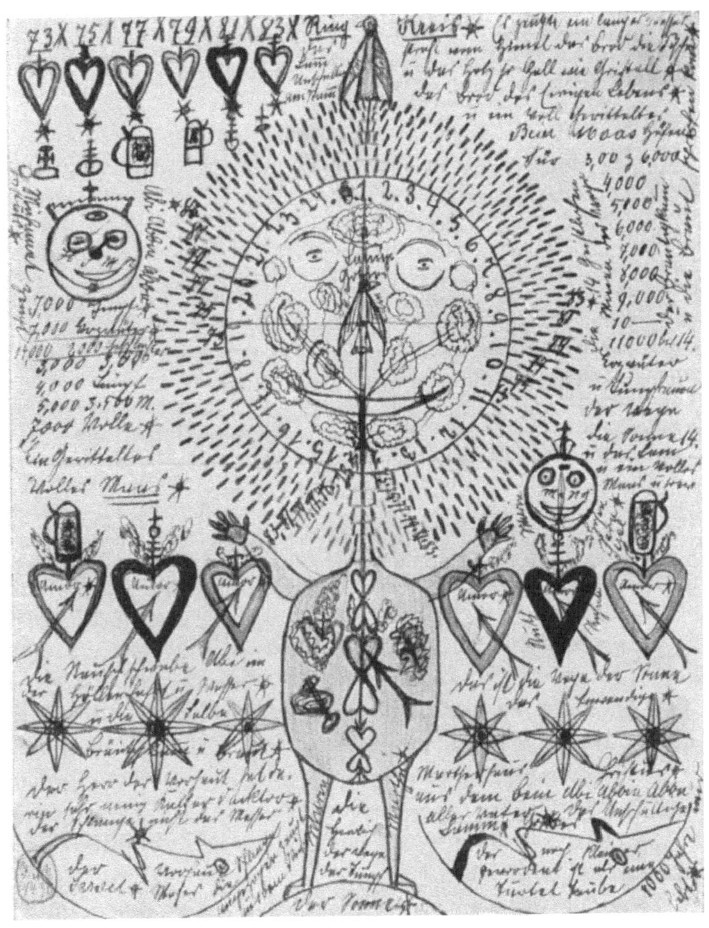

Abb. 3. Zeichnung eines Schizophrenen, die die Störung des schizophrenen Denkens und insbesondere die veränderte Bedeutung der Vorstellungen zum Ausdruck bringt. Erklärung s. S. 18.
(Aus Prinzhorn: Bildnerei der Geisteskranken. 2. Aufl. Berlin: Julius Springer 1923.)

griffs- und Wortzerfalls, der Zerfahrenheit und Verworren-heit lehrt uns zugleich die ganze Größe und Schwere eines psychotischen Geschehens erkennen, das das Seelenleben von Grund aus aus allen Fugen zu verrücken vermag.

Auf diesem Boden kommt es dann zu solchen im wahrsten Sinne des Wortes „verrückten“ geistigen Kundgebungen wie im folgenden Schriftstück, in welchem ein von Größenwahn erfüllter Schizophrener seinem extremen Größen- und Machtbewußtsein Ausdruck gab:

> „... Der ich über alles mit meinem lebendigen Leben lebendig lebend über Alles erhaben und Alles übertreffend leben will, und der ich, der auf diesen 7 Seiten benannte und in den Tageszeitungen viel besprochene, beschriebene, lebendige, wohlwollendehohe Majestät schreibendschreibende Schreiber und Majestätisch regierende und herrschende Sir ImperialRoyal Mayesty Royalty Emperialty Mayestätkaysermayestätenkaisererdballundweltballundsternenallsternenbälleunderdballkaiserkönigkaisergysellenmayestätkaiserkönigskaiserhoheitsmayestät Kaiser König Gysel I. lebendig lebend mich demnächst während meiner demnächstigen Landes Abwesenheit in Biarrizz die in England wie auf der ganzen Welt ausgeschriebenen Krönungsfeierlichkeiten und KrönungsfestlichkeitenKöniglich Kaiser reichlich Königreichlich mit allen auf diesen 8 Seiten beschriebenen Gegenständen Verhältnissen Existenzen löbl.Englandes gemäß dort und überallebendig leben mich dort königlich leben Lebenfesten festen lassen werde, zu meinen Gunsten wohlwollende Akten hierher erbeten.“

Solche schizophrene Verrücktheit des Denkens und der Gedanken, des sprachlichen Ausdrucks und des Wortes macht übrigens den Kranken durchaus noch nicht immer unfähig, diese unverständliche Geisteswelt systematisch niederzulegen. Kann sie doch eigentümlicherweise mit voller Erhaltung der *äußeren* Form des geistigen Lebens einhergehen. Und so sind wir in der Lage, als Beispiel für den typischen schizophrenen Gedankenzerfall das wissenschaftliche „Werk“ eines zeitgenössischen Arztes heranzuziehen, das in einem umfassenden Elaborat auf mehr als 2000 gedruckten Seiten in zwar äußerlich formal geordneter Darstellung, aber bei völligem inhaltlichem Unsinn den höchsten Lebensrätseln: den Beziehungen zwischen Gehirn, Körper, Seele und Gott, nachgeht. Jeder beliebig herausgegriffene Ausschnitt aus diesem Buche illustriert an immer wieder neuen Inhalten die abwegige Fremdartigkeit der schizophrenen Denkweise und Gedankenwelt.

Ein Abschnitt führt etwa den bezeichnenden Titel: „Die Centren, Tag des Herrn-Demuth-Hostie als zweite Flügel-

ebene der äußeren Windmühlentür — die Blumen und die
Zahlen — die intermediären Zentren" und führt in einem
umfassenden Schlußbericht von den *Zähnen* folgendes aus:

„Die experimentelle Prüfung der Zähne ergibt, daß die Allegorie,
die Natura, die Absicht und der Schmetterling die Stufenfolge bilden,
welche zur Glückseligkeit führt. Zunächst zeigt die Prüfung der rechten
Augenzähne, daß die Allegorie für die Natura dem Schlafe homolog ist,
und daß die Absicht, welche die beiden Brennpunkte der Ellipse des
Interesses, den Willen und die Phantasie mit einander verbindet — von der
Natura beherrscht wird. Das erste folgt auch aus der Prüfung der rechten äußeren Schneidezähne; den die dreifache Blutung betrifft die Ver-
kleinerung als Teil des C. securit, oculi, da sie sich an die Symbole des
Würfels, des Abends und der Treue mit Rücksicht auf den Schlüssel
knüpft. Indem aber der Schlüssel die Zentren ‚Angst vor der Finsternis‘
und ‚Virgo‘ miteinander verbindet, umfaßt er, was von den medianen
Schneidezähnen gesagt worden ist."

Der gleiche Abschnitt gibt weiter über die *symbolische*
(sinnbildliche) *Bedeutung der Zahlen* folgende Aufklärung:

Der Schilderung von Symptomengruppen möchte ich eine kurze Über-
sicht derselben voranstellen:

1 = Ei, Praxis, Berufstätigkeit; 5 = Ersatz; 7 = Gnade; 2 + 7 =
Heidelbeere; 3 + 7 = Asche; 4 + 7 = Schaum; 6 + 7 = geistige Mutter. Die Zahlen 1—4 + 7 zeigen, in welcher Weise die Arbeit zum Flügel
= die Seele zum Vogel wird. Die Praxis = die Berufstätigkeit ist, das
Ei, welches die Gnade befruchtet. Indem nun die Selbstlosigkeit das Interesse = der Vogel sich von der Blume loslöst und das Gemüt zur Glückseligkeit = zu den Füßen Gottes emporgehoben wird, gleicht dieses der
Heidelbeere (Symbol des Verstandes auf dem Berge des Grabes Christi),
das Interesse dem Phönix auf dem Tische des Herrn.

So sinnlos dies alles auch aussieht: Bei sorgfältiger Verfolgung des ganzen Gedankenlebens solcher Schizophrenen
wie des Entwicklungsganges ihrer Psychose gelingt es manchmal, selbst aus diesen Gedanken- und Worttrümmern noch
einzelne verständliche Reste herauszuholen und in irgendeinen
Sinnzusammenhang zu bringen. Im ganzen wird man sich
freilich in solchen Fällen psychologisch vergeblich bemühen.
Was hier interessiert, ist denn auch nicht mehr ihr eigent-
licher Inhalt als die äußerliche Tatsache: Dieses schizophrene
Seelenleben, das sich so völlig den natürlichen Ideenverbin-
dungen und Denkmechanismen versagt, führt geistige Schöpfungen herbei, die bei tatsächlicher innerlicher Verworrenheit

doch die äußere Form bewahren und gerade dadurch ihre Unsinnigkeit verdecken, ja sogar den Schein eines tieferen Sinnes vorzutäuschen vermögen. Sie können darum gelegentlich sogar — davon später — über das Irrenkundliche hinaus eine gewisse Bedeutung für das allgemeine geistig-kulturelle Leben gewinnen. —

Wir schließen nun ab, wiewohl selbst mit dieser vielfältigen Auslese vom reichen Blütenfeld schizophrener Gebilde dem tatsächlichen Gestaltenreichtum psychotischer Erscheinungen noch lange nicht genug getan ist. Dabei geht das hier Dargebotene schon teilweise über das hinaus, was die vergangene wissenschaftliche Irrenheilkunde zu finden und zu geben vermochte. Diese hatte zweifellos hier nicht scharf genug gesehen. Sie nahm hin, was grob äußerlich in den sprachlichen und sonstigen Kundgebungen der Geisteskranken zum Ausdruck kam, und nahm es einfach so hin, wie es von ihnen zum Ausdruck gebracht wurde. So ergaben sich in der Hauptsache nur einige wenige *Schemata* psychopathologischer Gebilde: der Sinnestäuschungen, der Wahnideen, der traumhaften Zustände und dergleichen, die im großen ganzen wie Konfektionsware nach einigen wenigen, ein für allemal zurechtgeschnittenen Schablonen gearbeitet waren. Erst als man diese Schnitte vernachlässigte und dafür mehr auf die überraschend vielseitigen inhaltsreichen Selbstschilderungen achtete, die besonders geistig höher stehende Patienten von den Vorgängen und Erlebnissen aus ihrer Krankheitszeit und in ihr gaben, wurden einem die Augen für die Erscheinungswelt der Psychose voll geöffnet. Man lernte nun — und das war sehr wesentlich — die seelischen Krankheitsgebilde so erfassen, wie sie unmittelbar im Bewußtsein erscheinen, wie sie sich im Innenleben des Kranken unmittelbar darstellen. So erst bekam man den richtigen Einblick in ihre Eigenheiten: ihre Vielgestaltigkeit und Nuanciertheit auf der einen Seite, in ihre Eigenartigkeit und Fremdartigkeit auf der anderen.

Was alles auf diese Weise allmählich zusammengetragen wurde, läßt sich hier schon aus Raumgründen nicht entfalten. Es könnte zudem mit der nötigen Anschaulichkeit und Einprägsamkeit, wenn nicht mit Hilfe unmittelbarer Demonstration von lebendigen Kranken, so doch nur an der Hand erneuter breiter Selbstschilderungen dargeboten werden. Und so tun wir besser daran, uns statt dessen mit einer einfachen, kurzen, aber grundsätzlichen und daher nachdrücklich betonten Zusammenfassung zu begnügen: Der Formenreichtum dieser psychopathologischen Gebilde durchzieht alle Provinzen der Seele. Was immer überhaupt auf der Bühne des seelischen Lebens in der Wahrnehmungs-, Vorstellungs-, Gefühls-, Willenssphäre usw. an charakteristischen Gebilden auftaucht, das vermag auch in pathologisch veränderter Form in die Psychose einzugehen und in unerschöpflichen Gestaltungen — als Sinnestrug und Urteilstäuschung, als Gedächtnisstörung und Erinnerungsfälschung, als Gefühlsabweichung und Triebabirrung, als Ausdrucksstörung und Handlungsentgleisung und vieles andere mehr — abnormisiertes Leben und krankhafte Form zu gewinnen. So ist zunächst, theoretisch gesehen, die Zahl dieser Krankheitserscheinungen Legion; aber auch rein praktisch betrachtet, bekommt selbst der erfahrene Irrenarzt zu seiner Überraschung an neuen Krankheitsfällen immer wieder Neues und ihm Fremdes zu Gesicht. Doch lassen wir das jetzt auf sich beruhen, da es uns auf die Erschöpfung der Einzelheiten hier nicht ankommen kann. Sehen wir uns vielmehr die gleichen Krankheitsgebilde von einer anderen Seite her an. Vielleicht daß wir von neuen Gesichtspunkten her noch neue Einsichten gewinnen.

Von der Zusammensetzung des Krankheitsbildes.

Psychologisch verständliche und unverständliche Krankheitsgebilde.

Warum betonten wir eigentlich die *Fremdartigkeit,* die sich uns an so vielen psychischen Krankheitsäußerungen, zumal den schizophrenen, so besonders aufdrängt, was hat es damit auf sich? Nun, wir glauben damit etwas in vieler Hinsicht für die Psychose Wesentliches und Charakteristisches herauszuheben und meinen das folgendermaßen: Die seelischen Äußerungen der geistig Gesunden erscheinen uns im allgemeinen wohl vertraut. Auch wenn sie uns zunächst fernliegen, werden sie uns doch bald vermittelst unserer psychologischen Erfahrung und seelischen Einfühlung verständlich. Anders bei jenen seelischen Kundgebungen der geistig Gestörten. Da lassen uns diese psychischen Hilfsmittel nur zu leicht im Stich. Die Grenzen für ein seelisches Einfühlen und psychologisches Verstehen sind bei solchen schizophrenen und ähnlichen Fällen bald erreicht und selbst überschritten, und man würde dann ihnen gegenüber aufs schwerste fehlgehen, wollte man sie unbedingt psychologisch ableiten und erklären, sie in jedem Falle in inneren Zusammenhang oder in Übereinstimmung mit der sonstigen psychologischen Erfahrung bringen. Es ist ein *„psychologiefremder"* Charakter — der Ausdruck ist hoffentlich nicht mißverständlich —, der diesen vielen psychotischen Gebilden im Gegensatz zu den normalen seelischen anhaftet, und wir tun hier im Interesse der richtigen wissenschaftlichen Erkenntnis gut, diese Eigenheit nicht zu verwischen, sie vielmehr als Tatsache, und zwar als Ausdruck eines *dem Normalpsychischen wesensfremden* Vorgangs: eben des zugrunde liegenden Krankheitsprozesses — einfach hinzunehmen. Dabei stellen wir die naheliegende weitere Frage vorläufig noch zurück, ob für sie, wenn nicht eine natürliche psychologische, so doch eine andersartige — eben aus dem Wesen dieses fremdartigen Krankheitsvorganges sich ergebende — Erklärung möglich ist.

Diesen unmittelbar mit den Eigenheiten des Krankheitsprozesses zusammenhängenden psychologisch fremdartigen Krankheitsgebilden stehen nun freilich in der Psychose zahlreiche andere gegenüber, die wir umgekehrt als *psychologisch natürliche* ansprechen müssen. Das heißt: Sie sind trotz ihrer pathologischen Natur irgendwie psychologisch verständlich, bei ihnen drängen sich zum Teil die psychologischen Erklärungen so überzeugend auf, daß wir geradezu verpflichtet sind, solche für sie in Anspruch zu nehmen. Unter diesen psychologisch natürlichen Krankheitsäußerungen fallen insbesondere jene weitverbreiteten, die sich nur dem *Grad,* nicht der Art nach von dem unterscheiden, was im Seelenleben des Gesunden vor sich geht.

24

Da gibt es zunächst eine große Krankheitsgruppe der psychopathischen Grenzformen — sie umfaßt vor allem die abnorm veranlagten Charaktere, die sogenannten *Psychopathen* —, die wahre Übergangsformen zwischen geistiger Gesundheit und Krankheit bilden. Deren pathologische Wesensart besteht nun gerade darin, daß sie mit (mäßigen) *gradweisen* Abweichungen gegenüber den Gefühls-, Willens-, Trieb- und Charakterseiten des normalen Menschen behaftet sind. Alle ihre pathologischen Lebensäußerungen: ihre abwegige Art zu denken und zu empfinden, zu wollen und zu handeln und vor allem auch die krankhaften Formen, mit denen sie äußere Reize beantworten: jene *psychopathischen Reaktionen*, die besonders oft Gegenstand irrenärztlicher Beurteilung werden; sie alle sind für den mit Menschenkenntnis Begabten psychologisch faßbar, mögen sie auch von außen her und zunächst noch so überraschend und befremdend wirken.

Ähnliches gilt nun auch für zahlreiche seelische Krankheitsgebilde anderer Art, die schon den *ausgesprochenen Geistesstörungen* zugehören und sich in ihrer Auffälligkeit und Außergewöhnlichkeit weit stärker vom seelisch Durchschnittlichen abheben. So läßt sich etwa für den Wahn, also jene krankhafte Falschanschauung, die, mit unbeirrbarer Überzeugung festgehalten, jeder gegenteiligen Erfahrung und Kritik trotzt, der psychologische Zugang zum Verständnis gewinnen, wenn man sein normales Gegenstück: den Aberglauben und den sonstigen Irrglauben des Gesunden ins Auge faßt. Ebenso bietet für die befremdenden, verworren szenenreichen Erlebnisse des Delirs der jedem vertraute natürliche Traum die ohne weiteres gangbare Zugangspforte zum psychologischen Verständnis. Daß man krankhaften Gefühlsvorgängen: so den pathologischen Verstimmungszuständen wie der Schwermut, oder pathologischen Affekten, wie den allenthalben bei Psychosen anzutreffenden abnormen krankhaften Angst- und Wuterregungen, von ihren normalen Parallelgebilden her ohne weiteres psychologisch näherkommen kann, darauf weist schon die rein äußerliche Tatsache hin, daß die gleiche Bezeichnung sowohl für die Erscheinungen des pathologischen wie des normalen Seelenlebens in Anspruch genommen wird.

Aber auch damit ist der Kreis des psychologisch Verständlichen im Bereich der Psychosen noch nicht erschöpft. Noch anderes und sogar selbstverständlicheres ist hier heranzuziehen: Ganze große Gruppen von Krankheitserscheinungen sind einfach psychologischer Herkunft, sie stellen sich unmittelbar — beinahe vor unseren Augen — als natürliche psychologische Folgen von psychopathologischen Vorkommnissen ein und werden damit gleichfalls ohne weiteres aus unserer allgemeinen psychologischen Erfahrung erfaßbar. Was einem jeden aus der Psychologie des Alltags vertraut ist: daß gewissen seelischen Erscheinungen andere auf dem Fuße folgen; daß also etwa bestimmte Wahrnehmungen bestimmte Gefühle nach sich ziehen, die Gefühle Strebungen, die Strebungen Willenshandlungen und ähnliches mehr, das geht auch in der Psychose nicht einfach verloren. Die psychologischen Gesetze, nach denen seelische Abläufe und seelische Verbindungen erfolgen, behalten in gewissem Umfange auch im Rahmen der Geistesstörungen noch ihre Gültigkeit. Es ist daher nur natürlich, daß etwa auf Sinnestäuschungen bestimmten Inhalts, so etwa auf beschimpfende und bedrohende „Stimmen", sich auch die entsprechend gefärbten Affekte: solche des Zornes oder der Angst, in der Psychose einstellen, und daß diese sich dann weiter in entsprechende Handlungen: Angriffs- oder Abwehrhandlungen, umsetzen. Es ist ebenso natürlich, daß die neuartigen Krankheitserlebnisse, in denen dem Kranken selbst die von der Psychose erzeugten schweren Verrichtungsstörungen des körperlich-seelischen Lebens zum Bewußtsein kommen, das natürliche menschliche Bedürfnis nach Erklärung des zunächst Unerklärbaren wachrufen, und daß sich daher allenthalben mit psychologischer Folgerichtigkeit dem krankhaften Erleben ein *Erklärungswahn* anschließt. Speziell bei den uns schon bekannten typisch schizophrenen Erlebnissen des unvermittelten, vom eigenen Ich unabhängigen Aufdrängens, Entschwindens und Zerreißens von Gedanken bekommt man von den Kranken immer wieder die gleiche wahnhafte Erklärung zu hören, wonach irgendwelche ungewöhnliche physikalische oder auch magische Kräfte der menschlichen Umgebung: Radio, drahtlose Telegraphie, Hypnose und dergleichen bei diesen „Gedankeneingebungen, Gedankenübertragungen und Gedankenentzug“ im Spiele sind. Ähnliches berichtete ja auch die oben bei den schizophrenen Bildern angeführte Patientin mit ihren vermeintlichen, von außen her verursachten „Inspirationen“.

Gleichfalls aus der Alltagserfahrung vertraut und daher psychologisch verständlich sind uns noch andere krankhafte seelische Erscheinungen, die vielleicht eine noch bedeutsamere Rolle in der Psychose spielen. Der menschliche Geist hat die Neigung, seine seelischen Innenzustände gewissermaßen nach außen zu verlegen, ihnen damit objektive Gestalt zu geben und sie durch diese Art der Objektivierung zugleich zu begründen und zu bestätigen. Ein jeder weiß, wie man gewisse Gefühle: das Gefühl der Beklommenheit und Unheimlichkeit, der bangen Erwartung usw. in die äußere Umgebung hineinlegt und dann in dem unheimlichen, angstvollen, beklemmenden und dergleichen Charakter der äußeren Erscheinungen wiederfindet, aus ihm herausliest, was in Wirklichkeit ein Zustand der eigenen Seele ist. Das alles wiederholt sich nun, nur in verstärktem Maße und krankhaft gesteigerter Form, im Rahmen der Geistesstörung. So wird es verstehbar, daß aus psychotischen Angstzuständen direkt Sinnestäuschungen der Bedrohung herauswachsen, daß krankhaft erhöhtes Mißtrauen unmittelbar Wahnideen der Verfolgung erzeugt, daß die melancholische Verstimmung die wahnhaften Gedanken an verübte eigene Verfehlungen, Sünde und Schuld hervorruft und anderes mehr. In einen ähnlichen verständlichen Zusammenhang gehört es, wenn bei einem Kranken die Vorstellung eigener persönlicher Mängel sich dahin auswirkte, daß diese ihm unmittelbar in objektiver Gestalt personifiziert gegenübertraten und so beispielsweise das Behagen, das er beim Essen empfand, sich sogleich im Auftreten eines gefräßigen lüsternen Menschentieres mit großem Maul und dickem Bauch verkörperte.

Nun ist freilich dieser Gegensatz von psychologisch verständlichen und unverständlichen Krankheitsgebilden nicht als unverrückbar zu denken; er kann sich sehr wohl ändern. So vermochte man beispielsweise gerade auch jene Welt des schizophrenen Seelenlebens, die sich bisher besonders dem Verständnis versagte, wenigstens in gewissem Umfang psychologisch zugänglich zu machen, indem man sie zu sonst wenig beachteten Erscheinungen aus der normalpsychologischen Sphäre in Beziehung brachte. Was man dort im pathologischen Bereich an Störungen in Gedankenverbindungen und Gedankeninhalten, an Fälschungen des Sinneslebens, an Änderungen des Ichbewußtseins und dergleichen antraf, das fand man schließlich, psychologische Umschau haltend, unter bestimmten Umständen an sich selbst in ähnlichen Formen wieder: so in geistigen Ermüdungszuständen, im Zustande des Einschlafens, des Träumens und anderem mehr. Psychologische Parallelen, die also beweisen, daß selbst schwerstes psychotisches Geschehen nicht ganz so außerhalb jeder Reichweite natürlicher seelischer Vorgänge liegt.

Ähnliche Fortschritte in der psychologischen Erfassung seelischer Krankheitsgebilde lassen sich übrigens auch sonst an der ganzen Entwicklung der wissenschaftlichen Irrenkunde verfolgen. Die früheren Irrenärzte legten bei ihren psychologischen Einsichten das Hauptgewicht auf das, was der herkömmliche „gesunde Menschenverstand" vermittelte. Die Psychiatrie des gesunden Menschenverstandes aber kannte und erkannte im wesentlichen nur, was an der Oberfläche des klaren Bewußtseins lag, und ließ daher in der Hauptsache nur verstandesmäßig gewonnene, grob rationale Erklärungen gelten, mit denen man schließlich oft genug fehl ging. Wenn diese Irrenärzte etwa sahen, daß ein Wahnkranker zu seinem Verfolgungswahn noch Größenwahn bekam, so kamen sie mit der banalen Erklärung: Wer von allen Seiten sich verfolgt wähnt, der muß schließlich glauben, er sei wer weiß was Besonderes. Sie bedachten nicht genügend, daß Kräfte ganz anderer Art es sind, die in Wahrheit für Inhalt und Richtung unseres Seelenlebens maßgebend werden. Erst als man dann später lernte, die Wirkung dieser seelischen Triebkräfte, insbesondere auch der schwer faßbaren, zum Teil hauch-

zarten Regungen aus seelischen Tiefen, die unbewußten und
unklar bewußten, voll zu erkennen, erst als man sah, was
Stimmungen und Gefühle, Neigungen und Abneigungen,
Hoffnungen und Befürchtungen, Wünsche und Wertungen,
was seelische Bedürfnisse aller Art, was Geltungsbedürfnis
und Eigenwertstreben und viele andere *nichtrationale* Seelen-
kräfte mehr im Haushalt des psychischen Lebens bedeuten,
da gelang es der Psychiatrie als Wissenschaft, das fremdartige Getriebe des kranken Seelenlebens in weiterem Umfange
als ein dem Verständnis zugängliches *psychologisches* Gewebe
richtig zu erfassen und darzustellen. Wir werden davon später
noch eingehend zu sprechen haben, wo es uns gerade auf die
seelischen Trieb- und Gestaltungskräfte der Geistesstörung
ankommt. Hier genügt vorläufig das allgemeine Ergebnis:
Indem man im Laufe der irrenkundlichen Forschung psychologisch immer besser ausgerüstet und daher immer besser
befähigt wurde, Pathologisches psychologisch zu sehen und
zu verstehen, verstand man das Gebiet der fremdartigen Erscheinungen in der Psychose immer weiter einzukreisen. Und
was noch mehr ins Gewicht fällt: Man vermochte nun zugleich die übrigbleibenden psychologisch tatsächlich unfaßbaren Gebilde um so schärfer zu fassen.

Ursprüngliche und abgeleitete seelische Krankheits-
bestandteile.

Der Gegensatz zwischen psychologisch unverständlichen
und verständlichen Krankheitserscheinungen hilft uns gleich
weiter, noch andere Unterschiede zwischen den psychischen
Krankheitsgebilden zu erkennen. Verfolgen wir die beiden
Gruppen zurück nach ihren Ursprüngen hin, so bemerken
wir ganz unverkennbar, was sich vorher schon andeutete: Die
psychologisch verständlichen Krankheitsgebilde sind vor allem
deswegen verständlich, weil sie selbst auf psychische Ursachen zurückgehen, psychologisch ableitbar sind. Umgekehrt
sind die psychologisch unverständlichen deswegen nicht weiter zu verstehen, weil sie sich nicht mehr auf psychische
Ursachen zurückführen lassen, vielmehr unmittelbarer Ausfluß des zugrunde liegenden (körperlichen) Krankheitspro-

zesses sind. Oder anders ausgedrückt: Die psychologisch unverständlichen Krankheitsgebilde pflegen *unmittelbar* vom Krankheitsprozeß erzeugte, *ursprüngliche* „*primäre*" Erscheinungen zu sein. Die psychologisch verständlichen dagegen hängen gewöhnlich nicht unmittelbar vom eigentlichen Krankheitsprozeß ab, sind vielmehr erst psychologisch abgeleitet und daher „*sekundärer*" Natur. Sehen wir uns daraufhin einmal ein verhältnismäßig einfaches Krankheitsbild näher an, wie es etwa eine bestimmte, ziemlich einförmige Trinkerpsychose: die sogenannte Alkoholhalluzinose, darbietet, so zeigt sich folgendes: In diesem Krankheitsbilde stehen scheinbar gleichwertig nebeneinander zwei Gruppen von Krankheitszügen: Gehörstäuschungen — meist beschimpfende Stimmen — auf der einen Seite und Verfolgungswahnideen — auf die vermeintlichen Urheber dieser Beschimpfungen sich beziehend — auf der anderen. Nach unseren Erfahrungen können wir nur die ersteren: die Gehörstäuschungen, als primäre Krankheitserscheinungen, also irgendwie als Produkte des alkoholisch bedingten Hirnvergiftungsprozesses ansprechen. Die Verfolgungswahnideen dagegen — den Wahnglauben an ein Komplott von feindlich gesinnten Bekannten, die ihm — dem Trinker — wegen seines unsoliden Lebenswandels mit Beschimpfungen zuzusetzen suchen usw. — können wir nur als sekundäre Krankheitsgebilde gelten lassen, weil sie im wesentlichen nur Ergebnisse der geistigen Verarbeitung jener primären Gehörstäuschungen sind.

Diese Unterscheidung von ursprünglichen (primären) und abgeleiteten (sekundären) Bestandteilen des Krankheitsbildes ist also nicht etwa etwas künstlich Ausgeklügeltes und an sich Belangloses derart, daß man sie unbeachtet lassen und insbesondere die nur mittelbar mit dem Krankheitsprozeß zusammenhängenden sekundären Erscheinungen einfach als Nebensächlichkeiten vernachlässigen und übergehen dürfte. Im Gegenteil, in manchen Fällen stehen gerade sie so im Vordergrunde des psychischen Krankheitsbildes und spielen in ihm eine solche Rolle, daß die ursprünglichen primären Krankheitsbestandteile ihnen gegenüber an Umfang und Bedeutung ganz zurücktreten. In manchmal imposanter Weise findet sich diese Erscheinung ausgeprägt bei gewissen lang dauernden Wahnbildungen, den sogenannten chronisch paranoischen Psychosen: Hier wird das Krankheitsbild fast völlig erfüllt und beherrscht von einem „Wahnsystem", das heißt von einem umfangreichen Gedankengebilde, das sich aus zahlreichen wahnhaften Anschauungen zusammensetzt, die sich alle einheitlich irgendwie auf den gleichen Wahninhalt beziehen. Es hieße nun allen irrenärztlichen Erfahrungen ins Gesicht schlagen, glaubte man dieses Wahnsystem, dieses wahndurchdachte Gedankengebäude einfach unmittelbar und fertig aus dem Krankheitsprozeß selbst entsprossen wie Athene aus dem Haupte des Zeus. Vielmehr hatte es einen langen Entwicklungsgang hinter sich, wobei Wahngedanken an Wahngedanken wie Baustein an Baustein aneinandergereiht und zusammengefügt wurden. Was dabei den pathologischen Ausgangspunkt für die Wahnideen bildete, das heißt also das primäre und ursprünglichste, dem Krankheitsprozeß selbst unmittelbar entstammende Krankheitsgebilde war, läßt sich oft kaum noch erkennen. (In Betracht kommen dafür beiläufig psychotische Erscheinungen eigentümlicher Art wie pathologische Veränderungen am eigenen Ich, abnorme Wandlungen der Selbstempfindung, vielleicht auch eigenartige Sinnestäuschungen.) Jedenfalls ist dieser primäre Krankheitskern völlig verdeckt und überlagert von jenen sekundären Wahngebilden, die sich im Laufe der Zeit um ihn herum kristallisiert haben. Das heißt: Hat sich erst einmal infolge des Krankheitsprozesses ein krankhafter Bewußtseinsinhalt gebildet, der sich im Geiste zur Wahnidee der Verfolgung oder der der persönlichen Größe verdichtete, so ist dieser dann selbständig tätig, neues Gedankenmaterial von gleich wahnhafter Prägung sich anzugliedern: Schlüsse aller Art werden vom Kranken gezogen, um den fremdartigen Inhalt der Verfolgungs- und Größenideen sich selbst verständlich zu machen; Erklärungen aller Art werden gesucht und gefunden, um die verborgenen Ursachen, die Urheber, die Gründe, die Zwecke und Ziele der vermeintlichen Verfolgungen und Icherhöhungen aufzudecken; neue Erlebnisse und Erfahrungen, aber auch die Erinnerungen an frühere

Geschehnisse werden herangezogen, im Sinne des Wahns gedeutet und umgedeutet, um so die bereits gewonnenen wahnhaften Anschauungen noch zu bestätigen, zu ergänzen und weiterzuführen usw. Es gehört mit zu den eindrucksvollsten psychiatrischen Erlebnissen, wenn man unmittelbar in einem Krankheitsfall beobachten kann, wie mit psychologischer Folgerichtigkeit — nichtsdestoweniger aber mit pathologischem Ergebnis — eine solche Wahnarbeit vom menschlichen Geiste geleistet wird, nachdem einmal der Krankheitsprozeß einen Kristallisationskern dafür geschaffen hat.

Um auch hiervon dem Leser wenigstens eine andeutende Anschauung zu vermitteln, können wir ein berühmtes literarisches Belegmaterial heranziehen. Es ist jene selbstgeführte „Krankheitsgeschichte", die der französische Philosoph der Aufklärungszeit, Jean Jacques Rousseau, ein zweifellos Wahnkranker, in seinen *Bekenntnissen* niedergelegt hat. Rousseau erkrankte im 6. Lebensjahrzehnt (übrigens nicht ganz ohne Zusammenhang mit ungünstigen Lebenseinflüssen, Schicksalsschlägen und tatsächlich erlittenen persönlichen Beeinträchtigungen) an einem Verfolgungswahn, und er hat dann jene einzigartige Geschichte seines Lebens niedergeschrieben, die — unbewußt und ungewollt — zugleich die Geschichte seiner Wahnbildung wiedergab. Aus ihr läßt sich unmittelbar lernen, wie der Wahn durch psychologische Zwischenglieder, durch sekundäre Gedankenarbeit sich inhaltlich mehr und mehr erweitert und verbreitert; ja, man kann sogar an diesem menschlichen Dokument, das so voll von überraschender menschlicher Offenheit und ebenso eindrucksvoller psychologischer Feinheit ist, da und dort förmlich miterleben, wie diese geistige Verarbeitung vor sich geht:

„Um alles in der Welt wünsche ich", heißt es da einmal, „ich könnte das, was ich zu sagen habe, in der Nacht der Zeit begraben; aber während ich schon wider Willen gezwungen bin, zu sprechen, sehe ich mich auch noch gezwungen, mit Heimlichkeit, List und Verstellung zu Werke zu gehen und mich mit Dingen zu erniedrigen, zu denen ich am allerwenigsten geboren bin. Die Decke, unter der ich atme, hat Augen, und die Mauern, die mich umgeben, haben Ohren. Von Spionen und wachsam übelwollenden Aufpassern umgeben, kann ich nur ängstlich und zerstreut in aller Hast ein paar unterbrochene Worte aufs Papier werfen, und kaum bleibt mir die Zeit, sie noch einmal durchzulesen, geschweige denn, irgend etwas davon zu verbessern. Ich weiß, man fürchtet unaufhörlich, die Wahrheit könnte trotz der ungeheuren Schranken, die man ohne Unterlaß rings um mich aufrichtet, doch einmal durch irgendeinen Spalt dringen. Wie soll ich es anstellen, damit sie es wirklich tue? Ich versuche es: mit wenig Hoffnung auf Erfolg." — —

Im Grunde sind übrigens auch diese Bekenntnisse selbst als psychologische Sekundärerscheinungen im Krankheitsbilde Rousseaus zu werten. Sie stellen Abwehrmittel in seinem Kampf gegen die wahnhaften Verfolgungen dar: Sie sollen, wie der von Wahn Erfüllte selbst betont, zur Steuerung der Wahrheit dienen, zur eigenen Rechtfertigung des Verfassers vor der Öffentlichkeit, zum Beweise, daß die vermeintlichen über ihn ausgestreuten Verleumdungen jeder Grundlage entbehren.

In Krankheitsfällen dieser Art kommt nun zugleich etwas zur Geltung, was uns schon einen gewissen Einblick in das innere Wesen der Psychose gewährt: Man darf sehr wohl daran festhalten, was seinerzeit als grundlegende psychiatrische Erkenntnis von der wissenschaftlichen Forschung gebucht worden ist: daß es keine umschriebene Erkrankung einzelner begrenzter Sonderprovinzen des Seelenlebens, kein teilweises, *partielles* Irresein gibt; daß vielmehr bei der engen Verflechtung aller seelischen Verrichtungen stets der ganze Mensch als geistig erkrankt gelten muß. Das ändert aber nichts an der Tatsache, die wir in zahllosen Fällen bestätigt finden, daß bei verschiedenen Geistesstörungen einzelne Seiten des seelischen Lebens besonders alteriert erscheinen, andere dagegen anscheinend unberührt geblieben sind. So finden wir zunächst einmal die *körpernahen* elementaren psychischen und Nervenverrichtungen, insbesondere die Fähigkeit der Körperempfindungen und -bewegungen, bei vielen echten Psychosen so gut wie gar nicht vom Krankheitsprozeß betroffen und daher auch nicht an der Geistesstörung beteiligt, und ähnlich sehen wir hinsichtlich der *höheren seelischen* Bezirke speziell die *intellektuelle* Seite des Seelenlebens: Gedächtnis, Denkvermögen usw., bei manchen Psychosen verhältnismäßig wenig oder sogar gar nicht befallen. Im Gegensatz dazu pflegt die *Gefühls*sphäre mit Vorliebe bei den

Psychosen Not zu leiden, sei es auch nur in Form einer unbestimmten Veränderung des Gemüts oder einer farblosen Abschwächung und Verflachung des höheren Gefühlslebens. Diese scheinbar umschriebene Schädigung des Gemüts- und Gefühlslebens tritt oft so frühzeitig und vor jeder Mitbeteiligung anderer Seiten der Seele auf, daß sie geradezu als erstes — wenn auch unbestimmtes — *Signal* der einsetzenden Geistesstörung (etwa einer Schizophrenie oder einer Paralyse) gebucht werden darf.

Gerade jene Tatsache nun, die wir eben würdigten: daß zahlreiche Bestandteile des Krankheitsbildes erst als natürliche psychische Folgen, als psychologische Auswirkungen der eigentlichen und ursprünglichen Krankheitsprodukte zustande kommen, hängt zum gut Teil gerade damit zusammen, daß manche Verrichtungen des seelischen Lebens, beispielsweise die verstandesmäßigen, auch in der Krankheit noch in derselben Weise wie bisher sich betätigen können: Die Person reagiert, antwortet mit ihren gesunden Fähigkeiten und Eigenheiten auf die Krankheitsveränderungen. Man übertreibt also nicht (muß allerdings auch richtig verstanden werden), wenn man geradezu sagt: Manche Einzelzüge des Krankheitsbildes sind eigentlich nicht sowohl Ausdruck der hereingebrochenen Geistesstörung, sie sind vielmehr umgekehrt Ausdruck der — wenigstens in einzelnen Seelenbezirken halbwegs erhalten gebliebenen — geistigen *Gesundheit.* Das gilt speziell auch von Krankheitserscheinungen nach Art der oben herangezogenen Wahnbildungen. Sie könnten mit ihrem umfassenden gedanklichen Ausbau gar nicht zustande kommen, wenn die Denkfähigkeiten nicht irgendwie betriebstüchtig, die Person zur geistigen Aufarbeitung der von der Krankheit dargebotenen pathologischen Inhalte nicht fähig geblieben wäre. Urteilskraft, Logik, Kritik, Überlegung, Erklärungsbedürfnis und ähnliche natürliche Wirkungskräfte des gesunden Menschenlebens sind also hier mit im Spiel, und wenn dann trotz dieser natürlichen psychologischen Triebkräfte doch abnorme seelische Sekundärgebilde zustande kommen, so hat das seinen einfachen Grund darin, daß die bestimmenden „primären" Erscheinungen, von denen sie ihren Ausgang nehmen, eben

34

pathologisch sind. Solche Produkte des teilweise leistungsfähig gebliebenen Geistes finden sich auch bei anderen Psychosen mehr oder weniger vor, zumal wenn bei ihnen ähnlich wie bei jenen Wahnpsychosen die geistige Besonnenheit
nicht wesentlich gestört ist und ein langsamer Verlauf genügend Zeit und geistige Möglichkeit für solche psychische
Verarbeitungen und Weiterführungen bietet. Sie sind daher
vor allem bei den chronischen, weniger bei den kurz dauernden akuten Geisteskrankheiten anzutreffen.

Vorsicht ist also bei Beurteilung der seelischen Krankheitsbestandteile geboten: Würden wir alles, was uns an
Einzelzügen im psychotischen Krankheitsbilde aufstößt, ohne
weiteres und in Bausch und Bogen als Ausfluß des gestörten
Geistes nehmen, so würden wir uns den Weg zum vollen
Verständnis der Psychose nur zu leicht versperren.

Symptomenbilder, Zustandsbilder, Verlaufsbilder geistiger Störungen.

Man kann die Bestandteile des psychischen Krankheitsbildes noch in anderer Weise erfassen und auf andere Weise
ordnen. Sie ist praktisch vielleicht noch wichtiger, weil sie
uns leichter zur Erkennung und Unterscheidung der verschiedenen Psychosen verhilft.

Die Zahl der pathologischen Einzelzüge, die ein seelisches
Krankheitsbild zusammensetzen, ist an sich, wir sahen es,
ungewöhnlich groß. Müßte man in jedem Einzelfalle sie alle
immer einzeln sammeln und zusammenstellen, so wäre dies
für jede irrenärztliche Betrachtung, zumal für die praktische,
eine ständige schwere Belastung. Hier kommt uns nun die
Natur selbst in gewissem Sinne entgegen. Sie faßt nämlich
eine Anzahl Einzelzüge zu festen geschlossenen Gruppen zusammen, verkoppelt sie sozusagen zu größeren Verbänden.
Diese Verbände — man bezeichnet sie auch als *Symptomengruppen* oder *Symptomenbilder*[1] — gehen mit innerer Gesetzmäßigkeit aus der Eigenart des psychischen Krankheitsvorgangs selbst hervor; sie kehren daher bei bestimmten Psy

---

[1] Unter Symptomen versteht man ganz allgemein Krankheitszeichen.

chosen in der gleichen Form und Zusammensetzung immer wieder, und sie geben so umfassende feststehende Bausteine für das Gesamtkrankheitsbild der einzelnen Geistesstörungen ab. Damit gewinnen sie zugleich die Bedeutung von charakteristischen Krankheitszeichen, an denen man die einzelnen Formen der Psychose mehr oder weniger sicher erkennen kann. Man muß sie daher auch kennen, wenn man praktisch mit Geisteskranken zu tun hat. Wie sind sie nun geartet, wie sehen sie aus?

Zunächst: Wir begegnen diesen zusammengesetzten Krankheitszeichen, diesen Symptomenbildern und -verkoppelungen in *allen* Provinzen des seelischen Lebens. Wir brauchen also diese nur zu durchstreifen, um auf die verschiedenartigsten zu stoßen. Wir tun dies und holen dabei die wesentlichsten heraus, die uns zugleich nochmals zu einer Erweiterung unserer Anschauung vom Bilde geistiger Störungen verhelfen.

Verfolgen wir zu diesem Zwecke jenen natürlichen·Weg, auf dem sich das geistige Leben abzurollen pflegt: von der Aufnahme der äußeren Eindrücke über ihre innerseelische (gefühlsmäßige) Untermalung hinweg bis hin zur abschließenden Auswirkung im äußeren Tun, so tritt uns schon in der Eingangsprovinz, also dort, wo die *geistige Aufnahme und Bearbeitung der Außenreize* erfolgt, ein bezeichnendes Symptomenbild mit besonderer Häufigkeit entgegen. Es ist die immer wiederkehrende Vergesellung von *Sinnestrug und Wahn*, die das Bild von Umwelt und Wirklichkeit grundlegend fälscht und ganze Krankheitsbilder zeitweise und selbst dauernd beherrscht. Es gibt kaum etwas Bezeichnenderes als diese Gesetzmäßigkeit, mit der sich etwa Verfolgungshalluzinationen und Verfolgungswahn, religiöser Sinnestrug und religiöser Wahn, ich-erhöhende Sinnestäuschungen und Größenwahnideen zusammenschließen. Die Gründe dafür gehen uns hier nicht näher an: Entweder die Wahnideen gehen rein psychologisch erst aus den Sinnestäuschungen hervor, sind Ergebnis der falschen Beurteilung, der wahnhaften Ausdeutung des erlebten Sinnestrugs: dies die Fälle von Wahnbildung *infolge* von Halluzinationen. Oder aber und vielleicht noch bedeutsamer die zweite Möglichkeit: Sinnestäuschungen wie Wahnideen stehen nebeneinander als *gleichzeitige Wirkung der gleichen Ursache;* sie sind gemeinschaftlicher Ausfluß der gleichen krankhaften Geistesvorgänge, wobei die pathologischen Produkte nur in zwei verschiedenen Formen: in anschaulich bildhafter als Halluzinationen, in begrifflich abstrakter dagegen als wahnhafte Vorstellungen zum Ausdruck kommen.

Gehen wir über zu jenem innerseelischen Zwischenstück der Gefühlssphäre, wo die *gefühlsmäßige* Resonanz, die gemütliche Betonung der aufgenommenen Erlebnisse erfolgt, so begegnen uns auch hier eigenartige zusammengesetzte psychopathologische Gebilde von charakteristischer Prägung. Es sind dies vor allem die *melancholischen* und *manischen* Symptomenbilder, bei denen ein pathologischer Gemütszustand mit anderen Krankheitszeichen zu einer festen Einheit zusammengeschmolzen ist. Beide Male ist es eine Dreiergruppe: Beim manischen Symptomenverband eine solche von sozusagen *positivem* Charakter: lustvolle Stimmungsgehobenheit ist verkoppelt mit lustbetonten Vorstellungsinhalten und erleichtertem Gedanken- und Bewegungsablauf; beim melancholischen Syndrom ist es eine ähnliche, aber von *negativem* Charakter: depressive Stimmungssenkung, unlustvolle Vorstellungsinhalte und Erschwerung und Hemmung von Gedankenablauf und äußerer Bewegung. Auch diese im wesentlichen der Gefühlssphäre zugehörigen Symptomengruppen durchsetzen mit besonderer Prägnanz und Vorliebe die psychischen Krankheitsbilder (übrigens nicht nur die nach ihnen benannten Psychosen). Die ständige Verbindung der drei Sonderzüge geht dabei zweifellos auf tiefere gemeinsame Wurzeln zurück: Bestimmte Gesamtveränderungen im Körperhaushalt, im körperlichen Stoffwechsel liegen wohl den verschiedenen Einzelerscheinungen zugrunde.

Und schließlich treffen wir auch in der Ausgangsprovinz, der *Willens- und Handlungssphäre,* charakteristisch wiederkehrende Symptomenverkoppelungen an. Ihr Hauptvertreter ist das sogenannte „*katatone*" Symptomenbild[1]. Hier finden

---

[1] Deutsch etwa: Symptomenbild der Spannungserscheinungen.

sich in durchaus typischer Weise und mit beinahe photographisch treuer Wiederholung bestimmte Willens- und Bewegungsstörungen vereint. Speziell Starrheit, Hemmungs- und Spannungszustände der Glieder einerseits, eigentümliche Bewegungsabirrungen, -verzerrungen und -manieren andererseits und triebhafte Handlungsentgleisungen und Bewegungsentladungen zum dritten schließen sich zu einem höchst befremdenden Gesamtbilde zusammen, dessen Entstehungsgrund und Quellgebiet wahrscheinlich schon in den tiefsten Unterschichten des seelischen Lebens und Geschehens zu suchen ist.

Solche Symptomenbilder aus bestimmten *begrenzten* Bezirken des seelischen Lebens erschöpfen nun aber nicht etwa die vorkommenden Möglichkeiten. Daneben gibt es noch andere Symptomenverkoppelungen, die noch *weiter greifen* und ihre Bestandteile ziemlich aus allen Reichen des seelischen Lebens oder wenigstens aus breiteren Bereichen desselben entnehmen.

Da stoßen wir zunächst auf den *Dämmerzustand*, die umfassende Erscheinung der Bewußtseinsumdämmerung. Mag diese auch meist nur vorübergehender Natur sein, mehr eine *Episoden*rolle im psychotischen Geschehnis spielen, so trifft sie doch das *ganze* Seelenleben, durchsetzt *alle* Seiten des psychischen Geschehens. Indem durch die Bewußtseinstrübung *alle* seelischen Tätigkeiten wie von einem seelischen Nebenschleier überlagert werden, tritt hier stets ein ganzer Komplex von Verrichtungsstörungen gleichzeitig in Erscheinung: Erschwerung oder gar Aufhebung der Auffassungs-, der Urteils-, der Gedächtnistätigkeit, der Orientierung in Zeit, Ort und Situation, der geistigen Anpassung an die Umwelt, der Willens- und Handlungsakte überhaupt: diese und andere den verschiedensten seelischen Provinzen zugehörigen Störungen vereinen sich im Dämmerzustand zu einem geschlossenen Symptomenverband.

In anderen Fällen sind es umfangreiche pathologische *Dauer*veränderungen innerhalb breiter seelischer Bezirke, die bedeutsame psychische Symptomengruppen abgeben. Unter ihnen nimmt zweifellos die erste Stelle das Symptomenbild der *Demenz*, der geistigen Schwäche, ein. In diesem Demenzsymptom schließen sich umfassende Defekte aller Verstandeskräfte: Mängel des Gedächtnisses, der Kombinations-, der Urteilsfähigkeit usw. in typischer Weise zu einer Einheit zusammen. Es steht mit Vorliebe am Endpunkt zahlreicher schwerer Psychosen, gewissermaßen als Wahrzeichen für die weitgreifende geistige Verödung, die der Krankheitsprozeß am menschlichen Geiste angerichtet hat.

In unmittelbarer Nachbarschaft dieses Demenzsymptoms steht nun gleich noch ein anderes gleich umfassendes, das ihm auch an Häufigkeit wie an Bedeutung für das Leben nicht nachsteht. Nur sind an ihm nicht sowohl die Verstandesals die übrigen Seiten der menschlichen Persönlichkeit beteiligt. Es ist das Symptomenbild der *Persönlichkeits- und Charakterschädigung.* Hier finden sich vor allem Mängel der Gefühls- und Willenssphäre zusammen: so insbesondere eine allgemeine Herabsetzung der gemütlichen Kraft und Ansprechbarkeit, der seelischen Aktivität und Initiative, eine Verflachung der höheren und feineren Gefühlsseiten; darüber hinausgehend auch noch eine Schädigung des gesammten Gefüges der Persönlichkeit, ihrer Einheitlichkeit, Festigkeit und Geschlossenheit sowie eine Schwächung ihres individuellen Gepräges. Auch dieses Charakterdefektsymptom steht — freilich nicht so grob mit Händen zu greifen wie das der Verstandesdefekte — mit Vorliebe am Ausgang fortgeschrittener Psychosen. Es bildet gleichfalls den Niederschlag eines seelischen Verwüstungsprozesses. Von Art und Grad dieses tief ins seelische Leben eingreifenden Prozesses hängt es dann ab, welche Schwere dieses Charakterschädigungsbild erreicht. In den leichtesten Fällen gibt es sich nur in einer geringen, allein dem feineren Beobachter merkbaren Senkung des ganzen Persönlichkeitsniveaus kund; in den schwersten kommt es bis zur Persönlichkeitszerstörung, die selbst wieder verschiedene Formen annehmen kann. Das eine Mal bietet sie sich dar im Symptomenbild der *Persönlichkeitsverödung.* Hier herrscht eine Verstumpfung des Gemüts- und Willenslebens, die zu einem beinahe automatenhaft maschinenmäßigen, hinvegetierenden Dasein führen kann. Das andere Mal tritt sie im Bilde des *Persönlichkeitszerfalls* hervor: Das geistige

Leben ist hier seiner Einheitlichkeit, seiner einheitlichen Leitung beraubt, die Persönlichkeit selbst ist in ihrem Denken
und Fühlen, Wollen und Handeln gespalten, sie kommt nur
in widerspruchsvollen, ja selbst regellos durcheinandergehen-
den seelischen Regungen und Äußerungen zum Ausdruck.
Erinnern wir hier nun noch daran, daß speziell diese beiden
Symptomengruppen: Persönlichkeitsverödung wie Persönlichkeitszerfall zu den charakteristischen Endbildern der schizophrenen Geistesstörungen gehören, so wird uns genügend
deutlich, welch bedeutsame Rolle solche Symptomverkoppe-
lungen im Psychosengebiete spielen.

Nun wird man vielleicht fragen: Was ist schließlich mit
solchen Symptomenbildern für die Betrachtung der Geisteskrankheiten gewonnen? Die Antwort ist nicht schwer zu geben.
Sieht man sich einmal die einzelnen Psychosen näher an, bei
denen man dieser oder jener Symptomengruppe begegnet, so
erkennt man bald, daß mit ihnen vielfach der ganze Zustand
erfaßt ist, in welchem sich die geisteskranke Person zu dem
betreffenden Zeitpunkt befindet. Diese Symptomenbilder fül-
len so ziemlich das Krankheitsbild aus, das der geistig Gestörte jeweils darbietet. Oder kurz gesagt: Mit dem Symptomenbild ist zugleich das *Zustandsbild* der Geisteskrankheit
zu einem bestimmten Zeitpunkt bezeichnet und festgelegt.
Wir tun nun gut daran, indem wir weiterhin den Blick stärker auf die Krankheit selbst hinwenden, vielmehr von solchen
Zustandsbildern der Geistesstörung als von ihren Symptomenbildern zu sprechen, und wir stellen daher zunächst, wenn
auch als grobe Selbstverständlichkeit, einmal fest, daß wir bei
verschiedenen Geisteskrankheiten und ebenso bei einem Geisteskranken zu verschiedenen Zeiten verschiedenen Zustandsbildern begegnen. Die Zustandsbilder wechseln also nicht nur
je nach der Art der Psychose, mit der man es zu tun hat,
sondern auch je nach dem Zeitabschnitt, in welchem man die
gleiche Psychose betrachtet. Speziell dieser letzte Punkt: der
Wechsel der Krankheitsbilder bei der gleichen Psychose, ist
nun wieder dazu angetan, uns einigermaßen zu verwirren,
nachdem es uns schon bis zu einem gewissen Grade gelungen
war, uns halbwegs im Reich der geistigen Störungen zurecht-

zufinden. Aber glücklicherweise kommt uns auch hier wieder die Natur selbst etwas zu Hilfe. Diese Zustandsbilder sind nämlich — das zeigt sich bald bei näherem Zusehen — nicht etwa wie regellose Zufälligkeiten in den Ablauf der Psychose hineingeworfen, so daß man nie weiß, an welcher Stelle und zu welchem Zeitpunkt man sie erwarten darf. Die Natur, die selbst in der Störung noch Ordnung und Gesetzlichkeit zu wahren versteht, pflegt vielmehr die einzelnen Zustandsbilder auch noch an einen bestimmten Platz im Rahmen der Geisteskrankheit zu stellen, ihnen eine bestimmte, zeitlich festgelegte Stelle im Krankheitsverlauf zuzuweisen. Und auch dies wieder aus Gründen, die zweifellos im Wesen des zugrunde liegenden Krankheitsprozesses selbst liegen. So stellen sich gewisse Symptomenbilder, wie etwa das depressiv-hypochondrische Zustandsbild — die Verbindung von trüber Verstimmung mit allerhand körperlichen Mißempfindungen und Krankheitsbefürchtungen —, mit Vorliebe im Beginn der Psychose, in ihrer Einleitungsphase ein: Gewiß wohl als natürlicher Ausfluß der krankhaften Selbstempfindung, des Bewußtwerdens der abnormen körperlich-seelischen Allgemeinveränderungen, mit denen die Psychose einsetzt. Umgekehrt treten am Ausgang der Geistesstörung, als ihre Endzustände, vorzugsweise jene dauerhaften Gesamtveränderungen der Verstandessphäre oder gar der Persönlichkeit selbst ein, die wir eben in Form der Demenz als Dauerdefekte des Verstandesapparats, in Form der geistigen Verödung und des geistigen Zerfalls als Dauerschädigung des ganzen persönlichen Lebens kennengelernt haben. Sie künden damit in ähnlich bezeichnender Weise die „abgelaufene" Psychose an, wie es das hypochondrisch-depressive Zustandsbild mit der einsetzenden tat.

Ähnliches gilt dann weiter auch für andere Verlaufsabschnitte der Geistesstörung, die je nachdem von bestimmten Zustandsbildern: manischen oder depressiven Zuständen, halluzinatorischen Wahnbildungen, Bewegungsstörungen, Dämmerzuständen und dergleichen beherrscht und ausgefüllt zu sein pflegen. Kurz und gut, jedes Stadium der Geisteskrankheit hat im allgemeinen sein besonderes Zustandsbild, jeder neuen Krankheitsphase ist ein entsprechend verändertes Symptomenbild zugeordnet.

Begnügen wir uns nun nicht mehr damit, bei einem Geisteskranken einmal zu irgendeinem Zeitpunkt irgendein pathologisches Zustandsbild festzustellen, gehen wir nun noch weiter; sehen wir uns also den Kranken über eine lange Zeitspanne, über Jahre hinweg, immer wieder von neuem an, so finden wir: Zustandsbild reiht sich im Laufe der Zeit an Zustandsbild, wie Glieder einer Kette schließen sich die Symptomenbilder aneinander, und setzen wir nun die Folge dieser Bilder zusammen, so bekommen wir die Gesamtkrankheit in ihrem Ablauf, wir bekommen das charakteristische *Verlaufsbild* der Psychose. Der Gegensatz dieses Verlaufsbildes zum bloßen Zustandsbild ist unverkennbar: Das Zustandsbild gibt gewissermaßen nur eine Momentaufnahme, es legt einen bloßen Querschnitt durch die Psychose. Das Verlaufsbild dagegen gibt eine langgestreckte Zeitaufnahme und gibt die Psychose im Längsschnitt wieder.

Dieses längsschnittmäßige Verlaufsbild ist nun für die Kennzeichnung der Eigenart der einzelnen Psychosen vielleicht noch wichtiger als das querschnittartige Zustandsbild. Denn die bestimmte Reihenfolge, in der die verschiedenen Zustandsbilder bei den verschiedenen Psychosen auftreten, der charakteristische Verlauf, den sie nehmen, und die typische Wandlung, die sie erfahren, ist wiederum von dem Wesen der psychischen Erkrankung selbst bestimmt und festgelegt. Gerade diese charakteristischen Wandlungen des Zustandsbildes im Verlaufe der Psychose haben uns gezeigt, welche verschiedenartigen Krankheitsformen es gibt, und haben uns gelehrt, wie man diese — gerade eben an ihren Verlaufsveränderungen — unterscheiden kann. Daß eine Psychose (was häufig genug vorkommt) zu irgendeinem Zeitpunkt einmal das gleiche Zustandsbild bietet wie eine andere, etwa einen halluzinatorischen Verfolgungswahn oder ähnliches, das berechtigt also keineswegs etwa dazu, sie einander gleichzusetzen und als Fälle der gleichen Krankheitsart anzusprechen.

Das alles sind nun Einsichten, die durchaus nicht etwa

von jeher auf der Hand lagen; sie sind vielmehr erst im Laufe eines langen und vielfach auf Abwege entgleitenden Forschungsweges von der Irrenheilkunde gewonnen worden. Vorher hatte man sich vielmehr damit begnügt, die bloßen Zustandsbilder, die man jeweils antraf: das Symptomenbild der „Tobsucht", der „Verwirrtheit", des „Blödsinns" usw. einfach als selbständige richtige Geisteskrankheiten eigener Art zu nehmen, und infolgedessen hatte man dann erlebt (und auch wissenschaftlich anerkannt), daß drei, vier Geisteskrankheiten aufeinander folgen können, daß die eine Geistesstörung unmittelbar in die andere übergeht. Es fehlte eben der Blick dafür, daß die verschiedenen sich aneinander schließenden Zustandsbilder eine Einheit: eben die in bestimmter Weise verlaufende Psychose, bildeten. Damit ist nun endgültig aufgeräumt, und wenn man etwa heutzutage zunächst rein äußerlich feststellt: Dem Bilde der hypochondrischen Verstimmung folgte ein solches des Größenwahns und diesem ein solches der Verblödung, so heißt das wissenschaftlich gesehen: Hier handelt es sich um eine psychische Krankheitseinheit, eine wohlbezeichnete Psychose: etwa eine Paralyse, der ein bestimmter Verlaufstyp, eine bestimmte gesetzmäßige Reihenfolge jener psychotischer Zustandsbilder eigen ist.

Die Spielbreite der seelischen Krankheitsformen.

In dieser Weise gesehen, das heißt: gekennzeichnet durch die ihnen eigenen Bild- und Verlaufserscheinungen treten nun die verschiedenartigsten seelischen Krankheitsformen aus der scheinbaren Wirrnis psychotischer Erzeugnisse klar und deutlich als eine Art selbständiger pathologischer Lebenseinheiten heraus: Besonders aufdringlich zunächst das *manisch-depressive* Irresein, das einen besonders charakteristischen Szenenwechsel in Krankheitsbild und -verlauf bietet: In gewissem, wenn auch nicht streng regelmäßigem Turnus lösen sich hier die Bilder strahlender krankhafter Heiterkeit und Erregtheit mit den der Schwermut und der seelischen Gehemmtheit ab, um schließlich nach solchen mehr oder weniger wiederholten extremen Ausschlägen wieder in die frühere Mittellage seelischer Gleichmäßigkeit und Gesundheit zurückzukehren. Ähn-

lich aufdringlich in Krankheitsbild und -verlauf, wenn auch
von ganz anderer Art, erweist sich die für das reale Leben so
bedeutsame *Paralyse*, die fortschreitende Hirnlähmung. Be-
ginnend mit einem scheinbar bloß nervösen Anfangsstadium
schreitet sie zu dem klassischen psychotischen Bild eines
maßlosen Größenwahns fort und gleitet schließlich, wenn
nicht Behandlungseingriffe (Fiebertherapie!) dem Krankheitsprozeß entgegentreten, dem charakteristischen End-
stadium der Verblödung und des bloßen seelischen Vege-
tierens entgegen.

Andere bezeichnende Spielformen der Psychose heben sich
nicht so eindeutig und prägnant heraus. Insbesondere durch
die Vielgestaltigkeit ihrer Bilder und Verlaufsweisen erschweren sie vielfach ihre endgültige Festlegung auf einen
bestimmten Typus. Das gilt nicht zum wenigsten von der
wichtigsten und daher von uns immer wieder herangezogenen
Psychose: von der *Schizophrenie:* Hier pflegt ein überraschender Wechsel der Bilder, das Sich-Ablösen der verschiedensten Krankheitszüge, der Übergang etwa von einer
Phase halluzinatorischer Wahnbildung zu einer solchen völ-
liger motorischer Gehemmtheit und Regungslosigkeit und
weiter etwa zu einer solchen schwerster gedanklicher Verwirrtheit und ähnlichem mehr, scheinbar jener inneren Ordnung und Gesetzmäßigkeit zu entbehren, wie sie für einen
bestimmten Krankheitstypus bezeichnend ist. Und erst ein
Überblick von höherer Warte verrät dann die Gemeinsam-
keiten: daß alle diese schizophrenen Störungen, ganz gleich
durch wie viele und durch welche Art psychotischer Durch-
gangsphasen sie hindurchschreiten, doch alle das gleiche End-
ziel verfolgen, das heißt: sämtlich dem seelischen Endzu-
stand eines Zerfalls des geistigen Lebens und der Persönlichkeit zustreben. Daß sie diesen nur in den schwersten und
prägnantesten Fällen erreichen, daß sie in zahlreichen anderen dagegen schon auf halbem oder auf viertel Wege oder
noch vorher stehenbleiben, ist eine Sache für sich, die nichts
gegen das Bestehen dieser vielseitigen Krankheitsform von
eigener Art an sich besagt.

Wir lassen es uns hier mit diesen Andeutungen, die sich

auf ein paar Hauptformen der Psychose beziehen, genügen. Manche andere wie die Paranoia oder gewisse Vergiftungspsychosen haben wir schon vorher gestreift; auf wieder andere werden wir noch im weiteren Verlauf unserer Erörterungen stoßen. Dabei wird uns dann auch noch klar werden, worauf es natürlich vor allem ankommt: auf welchen tiefer liegenden Ursachen die Verschiedenheit der einzelnen Psychosearten beruht. Alle die Geistesstörungen hier herauszuheben, die man bisher aufgestellt hat — ihr wissenschaftliches Anrecht als besondere Krankheitsform zu gelten, ist damit nicht immer gleichzeitig dargetan worden —, würde ganz gewiß zu weit abseits führen. Es wäre zudem auch überflüssig, da wir hier nur das Grundsätzliche im Auge haben.

Jedenfalls fordert uns die Natur selbst, indem sie auf grundlegende Verschiedenheiten einzelner Psychosen hinweist, gewissermaßen dazu auf, nach Krankheitsarten zu suchen, sie klar abzustecken und zu bezeichnen, um durch eine solche Aufstellung ihrer verwirrenden Formen Herr zu werden. Das wissenschaftliche Ideal wäre demgemäß ein natürliches „*System*" der Geisteskrankheiten, das in ähnlicher Weise die Spielarten der Psychosen einfängt und ordnet, wie es mit anderen Naturgebilden: solchen der Tier- oder Pflanzenwelt, schon längst gelang. Wir verhehlen nicht, daß wir hier trotz aller guten Absichten und ernstlichen Bemühungen von seiten ganzer Generationen irrenärztlicher Forscher noch weit vom Ziele entfernt sind. Die Natur erweist sich eben auch im Krankheitsbereich in ihrer produktiven Kraft viel stärker als das Fassungsvermögen des menschlichen Geistes, das gegenüber der Fülle der immer neu zutage tretenden Variationen nur zu leicht versagt. Wird doch auch der erfahrenste Irrenarzt — und gerade auch er — immer wieder von neuem überrascht von Spielformen, die er selbst in einem reichen Erfahrungsschatz nicht unterzubringen und einzuordnen vermag.

Doch nicht genug damit. Zu dieser enormen *Spielbreite* der psychischen Krankheitsarten kommt noch erschwerend die enorme *Weite* des Gebietes der Psychosen selbst. Wir brauchen uns nur einmal kurz klar zu machen, was alles da hineingehört, welche Gegensätzlichkeiten und Extreme in den weiten Rahmen des Psychosenreichs eingespannt werden müssen, um die richtige Vorstellung von der schwierigen Aufgabe zu bekommen, die Gesamtheit der Geistesstörungen in einem natürlichen System einzufangen:

Da stehen an dem einen Ende Krankheitstypen, die so sehr die Grenze des Gesunden berühren und sich so wenig vom seelischen Durchschnitt abheben, daß der Laie kaum noch recht geneigt ist, ihre Zugehörigkeit zum Psychosenbereich anzuerkennen: es sind dies speziell die Formen der Psychopathie, die psychopathischen Persönlichkeiten und ihre pathologischen Reaktionen; und da stehen an dem anderen Ende umgekehrt jene schweren Psychosenformen, die so weit von allem natürlichen seelischen Geschehen und Erleben abrücken, daß der Laienbegriff der Verrücktheit, der gerade die Totalität der geistigen Störung zum Ausdruck bringt, für sie vollauf zutrifft: es sind dies vor allem die ausgesprochenen Formen der Schizophrenie. Oder es stehen auf der einen Seite jene Krankheitsformen, die von Geburt an oder wenigstens als angeboren vorhanden sind und weiterhin als pathologische Dauerformen während des ganzen Lebens in annähernd gleicher Weise verharren: so die angeborenen Schwachsinnsformen; auf der anderen Seite aber stehen solche, die erst im späteren Leben sich einstellen und dann mit ganz bestimmten Veränderungen des Krankheitsbildes ablaufen: so etwa die Vergiftungspsychosen. Oder es stehen einander gegenüber: einmal Krankheitsformen, die selbst bei wiederholtem Auftreten sich immer voll zurückbilden und in Heilung übergehen, wie die manisch-depressiven Psychosen, und zum andern solche, die beinahe schicksalsmäßig und naturnotwendig dem geistigen Verfall und der Unheilbarkeit zueilen, wie gewisse Verblödungspsychosen.

Nun möchte man meinen: Auch wenn die wissenschaftliche Psychiatrie noch lange nicht in der Lage ist, ein erschöpfendes System der Psychosen darzubieten, so ermöglicht sie doch wenigstens dem ärztlichen Praktiker, alle seelischen Krankheitsfälle, mit denen er es im realen Leben zu tun bekommt, richtig zu erkennen und nötigenfalls ihre

Weiterentwicklung vorauszusehen, ihren Verlauf richtig voraus zu sagen. Das ist in der Hauptsache gewiß der Fall, und es hieße die wissenschaftliche Skepsis doch zu weit treiben, wenn man dies im großen ganzen nicht gelten lassen wollte. Aber etwas Wasser muß doch auch hier der Sachkundige in den Wein psychiatrischer Erkenntnisfreude gießen. Vor allem: So einfach, wie es nach jener obigen Schilderung einiger besonders häufig in gleicher Weise wiederkehrender „typischer" Krankheitsfälle aussieht, ist die Sache leider doch nicht, und selbst ein Meister psychiatrischer Wissenschaft und Erfahrung ist so wenig in der Lage, jedem Kranken ohne weiteres, sozusagen vom Gesicht, die richtige Krankheitsdiagnose abzulesen, wie er überhaupt jeden Fall mit dem richtigen Krankheitsstempel zu versehen vermag.

Besonders am Beginn der Psychosen geht auch der erfahrene Irrenarzt einmal in die Irre. Wiewohl hier der zugrunde liegende (körperliche) Krankheitsprozeß schon· in Bewegung ist, brauchen doch die zugehörigen seelischen Kundgebungen, die bezeichnenden psychischen Krankheitssymptome noch nicht erkennbar oder wenigstens nicht charakteristisch hervorzutreten, und so wird in dieser Eingangsphase der Geisteskrankheit manches übersehen oder gar falsch gedeutet. Insbesondere die unbestimmten Störungen der allgemeinen Nerven- oder Gefühlssphäre, die so häufig eine Psychose einleiten, führen hier fehl. Die nervösen und hypochondrischen Symptome im Beginn der Schizophrenie geben etwa zu der nichtssagenden Krankheitsbezeichnung einer Nervosität, die körperlichen Organbeschwerden bei einer leichten Melancholie zu dem Fehlurteil einer bloßen Körpererkrankung, eines Magen-Darmleidens oder dergleichen, Anlaß. Hinzu kommt nun aber noch zur Erschwerung der richtigen Diagnosenstellung etwas viel Wesentlicheres: So wie die seelischen Krankheitsfälle im realen Leben aussehen, passen sie durchaus nicht in die etwas schematisch festgelegten wissenschaftlichen Schablonen, und wer sie etwa nach den üblichen typischen Schilderungen der Lehrbücher zu identifizieren versuchte, der würde bald schwere Enttäuschungen erleben. Kurz und noch allgemeiner gesagt:

47

Kein individueller Einzelfall paßt überhaupt recht in die Schablone des Krankheitstypus hinein, selbst bei der gleichen Krankheitsform fallen die Einzelfälle oft weit auseinander. Das gilt besonders auch wieder von den Krankheitsfällen, mit denen der Irrenarzt täglich zu rechnen hat, von den Schizophrenen. Hier stehen in dem einen Fall psychische Erregungssymptome im Vordergrunde, in dem andern seelische Hemmungserscheinungen; ein dritter Fall ist durch geistige Verworrenheit, ein vierter durch volle Besonnenheit ausgezeichnet; ein fünfter Fall ist von halluzinatorischen Wahngeschehnissen, ein sechster von eigenartigen — beglückenden oder beunruhigenden — Gefühlserlebnissen beherrscht. So auf die hervorstechendsten Krankheitssymptome hin angesehen, würden diese Krankheitsfälle überhaupt nicht ihre Wesenszugehörigkeit zur gleichen Krankheitsform der Schizophrenie verraten. Nur daß durch die verschiedenen und selbst widersprechenden Außenbilder da und dort gewisse allgemeine Krankheitszeichen der Schizophrenie hindurchscheinen: Andeutungen von Gefühlsverflachung, von Zerfahrenheit oder Verschrobenheit, von seelischer Spaltung und ähnlichem; das gibt erst den Wegweiser zur richtigen Krankheitserfassung.

Und schließlich darf man nicht vergessen, was uns später noch näher beschäftigen wird: Im Grunde gibt es sozusagen beinahe so viel verschiedene Psychosen, wie es geisteskranke Menschen gibt. Jede Person, jede Individualität drückt (natürlich nur in gewissem Umfange) ihrer Geisteskrankheit den Stempel ihrer Eigenart auf. Und daher sind die Variationsmöglichkeiten, die wir in pathologischen Fällen im seelischen Bereich antreffen, beinahe so vielfältig wie im Umkreise des Normalen und Gesunden. Gelegentlich können dann — bei den echten Psychosen so gut wie bei den bloßen psychopathischen Reaktionen (wenn auch bei ersteren nicht so häufig und so ausgeprägt) — die individuellen Eigenheiten, die persönlichen Züge derart hervortreten und sich durchsetzen, daß sie die eigentliche Natur der Erkrankung mehr oder weniger verdecken und selbst verändern. Alles dies und vieles andere mehr, was wir weiterhin noch zusammentragen werden, muß man berücksichtigen, wenn man seelische Krankheitsspielarten aufstellen und Krankheitsfälle erkennen will.

Doch so beachtenswert dies alles an sich für unsere Anschauung von der Psychose auch sein mag: wir haben keinen Grund, uns hier noch länger bei den wissenschaftlichen Erschwerungen der psychiatrischen Krankheitsaufstellungen und den praktischen Schwierigkeiten der psychiatrischen Krankheitsfeststellung aufzuhalten, denn wir haben nicht die Absicht, mit diesem Büchlein wissenschaftliche und praktische Irrenärzte auszubilden. Getreu unserer Tendenz, den Blick für die Erscheinungen und das Wesen der Psychose im allgemeinen frei zu machen, genügt es uns hier, zunächst nur eben eine Anschauung von der Psychose und ihren Bestandteilen gegeben zu haben. Hierbei blieben wir freilich zumeist noch an der Oberfläche der Erscheinungen; wir sahen uns gewissermaßen nur die Außenseite der Geistesstörung, ihr äußeres Bild an. Das genügt natürlich auf die Dauer nicht, denn damit wird ihre Wesensart noch lange nicht erfaßt, sowenig wie man etwa ein Gebäude in seiner Bauart richtig erkannt hat, wenn man sich nur seine Fassade angesehen hat. Oder noch deutlicher gesagt: sowenig man mit der bloßen Betrachtung des menschlichen Äußeren schon einen Einblick in seine innere Organisation getan hat. Wir müssen also noch auf andere Weise vorgehen. Sehen wir zu, wie wir weiterkommen.

Vom Wesen der Geistesstörung.

Wege und Irrwege irrenkundlicher Anschauungen.

Neue Fragen drängen sich damit heran, Fragen, die uns der inneren Eigenart der Psychose näherbringen wollen: Wie kommt eine solche Geistesstörung mit der ganzen Mannigfaltigkeit ihrer Erscheinungen zustande? Welches sind die Grundlagen ihres Wesens, die Ursachen für ihre Entstehung, die Bedingungen für ihre Entwicklung, die Kräfte, die ihr besonderes Bild gestalten, die ihren eigenartigen Ver-

lauf und Ausgang bestimmen? Es kann kein Zweifel sein:
Von der bloßen äußeren Betrachtung der Psychose her bekommen wir hier keine ausreichende Antwort. Neue Wege
müssen wir aufnehmen, Wege einer vertieften Krankheitsforschung, die ins Getriebe der pathologischen Vorgänge
selbst hineinzuführen und einen direkten Einblick in das
Krankheitsgeschehen und seine inneren Zusammenhänge zu
gewinnen suchen. Das ist ein schwierigeres und langwieri-
geres Vorwärtskommen — welcher Sachkundige könnte es
leugnen? —, als wenn man mit einem Blick von außen her
die Geistesstörung überschaut. Und so können wir uns auch
nicht wundern, daß sich hier — und gerade hier von dieser
neuen Seite aus — mit besonderer Deutlichkeit offenbart,
wie sehr die Psychose eigentlich noch unerkannt, wieviel an
ihr noch problematisch ist.

Frühere Zeiten — wir müssen sie als vorwissenschaftliche
ansprechen — hatten es da viel leichter. Sie brauchten· sich
nicht mit besonderen Problemen herumzuschlagen, um die
Geisteskrankheiten und ihre eigenartigen Äußerungen zu
verstehen. Für ganze Zeitperioden des Altertums und auch
des christlichen Mittelalters waren die Krankheiten — die
körperlichen sowohl wie erst recht die geistigen — besondere
Wesen: fremde von außen her auf den Kranken eindrin-
gende und einwirkende *Dämonen*. Indem man nun solche
Dämonen und die von ihnen ausgehenden zauberhaften
Kräfte anerkannte, konnte man restlos alles auf ihre Rechnung setzen, was man an natürlichen wie befremdenden Erscheinungen im Krankheitsgeschehen antraf. Einzelheiten
des Dämonenglaubens: die Feinheiten der Teufelsbesessenheit, des Hexenglaubens und ähnliches halfen im übrigen in
der Erklärung von Sonderzügen der Erkrankungen weiter.
Beiläufig: Diese „*magische*" Krankheitsauffassung ist auch
heute noch nicht voll geschwunden. Sie hat ihre letzten Spu-
ren noch in manchen abergläubischen Volksanschauungen
und mystischen Neigungen der Laienmedizin der Gegenwart
zurückgelassen, nachdem sie nicht allzu lange vorher noch einmal als ärztlicher Dämonenglaube die Irrenkunde der Romantik vorübergehend beherrscht hatte (Justinus **Kerner** u. a.).

Auf anderen Irrwegen, wenn auch nicht so groben, bewegten sich auch noch spätere Zeiten in dem Bestreben, das Wesen der Krankheiten — körperlicher wie seelischer — zu erfassen. Wohl war seit der Renaissance das Wissen um die Naturdinge und das Interesse an der sachlichen Erforschung der Naturvorgänge wesentlich vorgeschritten; doch wurden immer noch allerhand naturphilosophische Gedankenkonstruktionen wissenschaftlich zu Hilfe genommen, und insbesondere ein spekulativ erzeugtes mystisches Prinzip, eine besondere mystische *Lebens-* und *Nervenkraft* mußte dazu dienen, wie die Lebensvorgänge im allgemeinen, so speziell die gestörten der körperlichen wie geistigen Krankheit ihrem Wesen nach aufklären.

Daß man auf diesem Wege gedanklicher Spekulation der wahren Natur der Geistesstörung nicht näherkam, liegt auf der Hand. Dazu war Voraussetzung, daß man in ganz anderem Grade und mit ganz anderer geistiger Einstellung als bisher der Realität der Naturerscheinungen ins Auge sah. Dies geschah in vollem Maße eigentlich erst um die Mitte des vorigen Jahrhunderts, wo die Naturwissenschaften mächtig aufblühten und mit ihnen die rein erfahrungsmäßige *empirisch-naturwissenschaftliche* Betrachtung die ihr gebührende Herrschaft auch in der Medizin gewann. Da war mit einem Schlage aller Phantasie- und Gedankenspuk mystischer Kräfte auch in der Krankheitsforschung hinweggefegt. Berechtigung, Gültigkeit und Bestand behielt hier nun nur noch, was rein naturwissenschaftlich: durch exakte Beobachtung am Krankenbett, durch experimentelle Prüfung unter klar übersehbaren Bedingungen, durch Laboratoriumsuntersuchung vermittels Mikroskop, Reagenzglas und der sonstigen reichlichen naturwissenschaftlichen Hilfen von Chemie und Physik sichergestellt war und was seine nachträgliche Bestätigung im Leichenbefund und der anatomisch-pathologischen Untersuchung fand. Damit wurde dann auch die Krankheit in der Eigenart ihres Wesens naturwissenschaftlich festgelegt: als eine Störung im gesetzmäßigen Ablauf bestimmter körperlicher Verrichtungen, für die nachweisliche Veränderungen in der Beschaffenheit bestimmter

Körperorgane die Grundlage abgaben. Vom Boden dieser empirisch-naturwissenschaftlichen — oder wie man sie in Anwendung auf die Medizin im besonderen zu bezeichnen pflegt: dieser *klinisch-medizinischen* — Forschung aus wurden nun auch die Geisteskrankheiten restlos in die allgemeine Krankheitslehre eingeordnet als Störungen, die den körperlichen durchaus gleichgestellt sind und nur aus einem Grunde eine besondere Stellung beanspruchen können: daß sich ihre Krankheitserscheinungen, ihre Symptome im wesentlichen im *seelischen* Gebiete statt wie sonst im körperlichen kundgeben. Diese Grunderkenntnis wurde die Eingangspforte für einen erweiterten und vertieften Einblick in das Gebiet der geistigen Störungen, und wenn noch kurz vorher über dem Eintrittstor zur irrenärztlichen Erkenntniswelt mit gutem Recht die Danteschen Worte für das Inferno hätten stehen können: „Laßt alle Hoffnung fahren, die ihr hier eintretet", so durfte fortan der wissenschaftlich Wißbegierige eine aussichtsvollere Begrüßung erhoffen. Freilich: mit allzu hoch gespannten Erwartungen darf man auch heute noch nicht dieser psychiatrischen Erkenntniswelt entgegentreten. Aus welchem Grunde werden wir bald noch sehen.

Vergessen wir zunächst nicht, daß die Erscheinungen des seelischen Lebens in der Krankheit ebenso wie in der Gesundheit nur schwer faßbar und ergründbar sind, und so vermag denn auch die naturwissenschaftlich-medizinische Betrachtung durchaus nicht alles das an der Geistesstörung aufzuklären, was nach Erklärung verlangt. Ja, nicht einmal alle die Einsichten in das seelische Krankheitsgeschehen vermag sie zu bieten, die wir mit ihrer Hilfe bei den körperlichen Krankheiten zum Nutzen der ärztlichen Einsicht und zum Wohle der Patienten zu gewinnen vermochten. Körperliche Krankheiten sind nun einmal in ganz anderem Maße als die psychischen der Beobachtung und Feststellung, den fortschreitenden Hilfsmitteln der Technik zugänglich, sind ganz anders naturwissenschaftlich erkennbar, objektiv erfaßbar und exakt feststellbar als die zum Teil im Zwielicht des Bewußtseins und der Subjektivität, zum Teil sogar unter der

Bühne des Bewußtseins sich abspielenden seelischen. Und nicht genug damit: Was sich mit fortschreitendem Einblick in das Triebwerk des Lebens überhaupt gezeigt hat: daß alles, was zunächst scheinbar einfach und elementar erschien, sich letzten Endes unendlich zusammengesetzt und verwickelt erweist, das wiederholt sich auch im Laufe der irrenkundlichen Forschung und gerade bei dieser noch sehr jungen Wissenschaft in besonderer Ausprägung: Mit jedem Fortschritt im Gebiet der Psychosen erscheinen diese selbst nicht etwa einfacher und elementarer, sondern zusammengesetzter und komplizierter. Und so müssen wir uns vorweg darüber klar sein, wo wir jetzt näher an das Gerüst und Getriebe der Psychose herantreten, daß wir mit einer einfachen Patentlösung, die uns mit einem Schlage ihr ganzes Wesen enthüllt, keineswegs rechnen können. Doch halten wir uns nun nicht erst noch weiter bei der Vorrede auf, stoßen wir vielmehr gleich mitten ins Herz der Kernfrage vor.

Gehirn und Geistesstörung.

Welches ist nun eigentlich der Ursprung, die Grundlage der Geisteskrankheit, dasjenige, was uns ihre Eigenart, ihr Wesen am ehesten erklärt? Es liegt nahe, auch hier von der klinischen Erfahrung der Körpermedizin auszugehen. Sie lehrte, daß für die Krankheit hauptsächlich ausschlaggebend ist die *„Lokalität“* des Körpers, die von der Störung ergriffen ist, das Körperorgan, das befallen ist: „Ich behaupte“ — dies das Machtwort Rudolf Virchows, des Altmeisters der Medizin —, „daß kein Arzt ordnungsmäßig über einen krankhaften Vorgang zu denken vermag, wenn er nicht imstande ist, ihm einen Ort im Körper anzuweisen.“ Nun, diese grundlegende „lokalisatorische“ Erkenntnis wurde auch für die Geistesstörung gewonnen, und zwar war es das *Gehirn*, in dem man Grundlage, Ursache, Sitz und Ursprung der Geisteskrankheit fand und sicherstellte.

Schon seit langem war man von den verrschiedensten Seiten her immer wieder auf das Gehirn als den Ort und Träger der geistigen Störungen hingewiesen worden. Zahlreiche Erfahrungen der verschiedensten Art: Beobachtungen an charakteristischen Hirnkranken und Hirnverletzten mit Verlust bestimmter geistiger Fähigkeiten, Tierexperimente am Gehirn mit Reizung und Zerstörung bestimmter Hirnteile, anatomische Hirnuntersuchungen am Menschen und vergleichende an den verschiedensten Tieren, die sich speziell auf Form und Bau, Größen- und Gewichtsverhältnisse des Gehirns erstreckten, sowie manche andere Feststellungen mehr lehrten mit eindringlicher Übereinstimmung, daß das geistige Leben und das Bewußtsein an die Tätigkeit des Gehirns, zumal seines beim Menschen weitaus umfassendsten Teils: des Großhirns, und der Hirnrinde gebunden ist. Mancherlei Einzelheiten ließen sich darüber hinaus noch sicherstellen: Für gewisse allgemeine geistige Leistungen, so insbesondere solche des Gedächtnisses, der Vorstellungsverknüpfung, die Denk- und Urteilstätigkeit und ähnliche, ist anscheinend die Hirnrinde in weiterem Umfange in Anspruch zu nehmen, für gewisse Sonderleistungen dagegen, so speziell für die verschiedenen Sinnesempfindungen und Bewegungstätigkeiten der einzelnen Körperteile, sind Sonderbeziehungen zu bestimmten halbwegs umgrenzten Einzelgebieten des Hirns (zum Scheitel-, Schläfen-, Hinterhauptslappen usw.) anzuerkennen, (daher auch diese Hirnteile mit einem — nicht ganz mißverständlichen — Ausdruck als Bewegungs-, Hör-, Seh-„Zentren" gelten. Siehe Abb. 4). Wieder andere seelische Lebensäußerungen, die von grundlegender Bedeutung für das menschliche Leben sind, wie die des Affekt-, Instinkt- und Trieblebens, weisen engste Funktionsverbindungen mit weiteren andersartigen Hirnteilen, speziell dem sogenannten Stammhirn auf. Da gerade die Gefühls- und Triebsphäre bei Geisteskranken besonders leicht in Mitleidenschaft gezogen ist, so gewinnt speziell dieses Stammhirn neben der Hirnrinde als dem Träger der mehr verstandesmäßigen Fähigkeiten für die Grundlagen der Psychosen besonderes Interesse und Bedeutung. Mit der Zunahme all solcher Erfahrungen trat nun das Hirnorgan, das bisher zwar schon ein anerkanntes, als bedeutsam erwiesenes, aber doch in mancher Hinsicht noch unklares Dasein geführt hatte, für die Irrenkunde mehr und mehr beherrschend in den Mittelpunkt, und nichts

lag danach für sie näher, als zu einer Art erkenntnismäßigem
Ei des Kolumbus zu greifen, das heißt, hier die einfache Formel festzulegen: *Geisteskrankheiten sind Gehirnkrankheiten.*
In der Tat steht diese „Hirnformel" am Ausgangspunkt

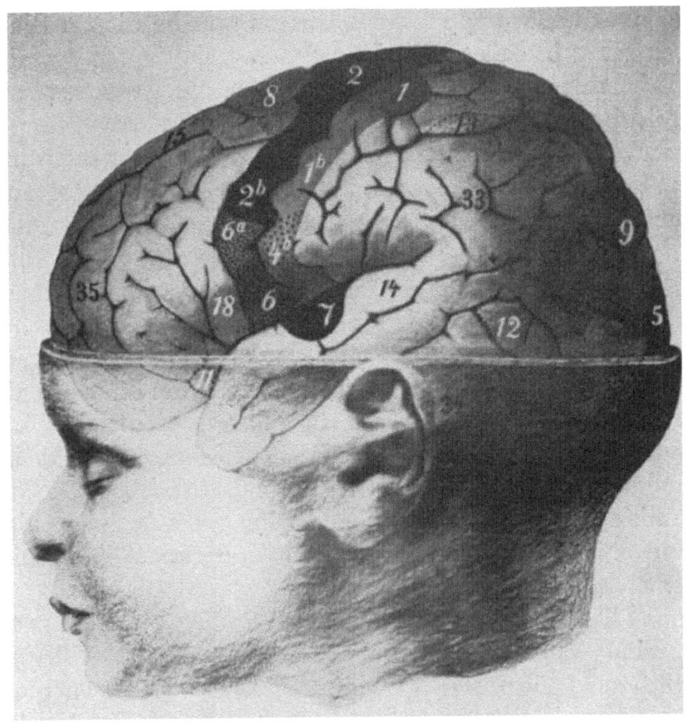

Abb. 4. Die seelischen Zentren des Gehirns.
An dieser Hirnoberfläche eines totgebornen Kindes geben die Zahlen im
einzelnen verschiedene Zentralstellen für die psychischen Verrichtungen
an, z. B. 1, 1 b, 4 b Körperfühlssphäre (Tastsinn von Hand, Gesicht usw.);
2, 2 b, 6 a Körperbewegungssphäre (Bewegung von Fuß, Mund usw.);
18 Sprachbewegungszentrum; 5 Sehsphäre usw.
(Aus Flechsig: Meine myelogenetische Hirnlehre. Berlin: Julius Springer 1927.)

der modernen wissenschaftlichen Psychiatrie, und so war es
kein Wunder, daß man in dem Eifer gewonnener Grundeinsichten so weit wie möglich ging und insbesondere auch
für die Einzelzüge der verschiedenen Psychosen die nötigen
grundsätzlichen Folgerungen zog. Das heißt aber nichts

55

anderes, als daß man alles, was man an krankhaften Vorgängen, Tätigkeiten und Inhalten im Bewußtsein und im
Seelenleben überhaupt bei Geistesstörungen antraf, mit dem
Gehirn: seiner Eigenart, seinem Bau und seinen Bestandteilen, in Zusammenhang brachte und aus seinen Veränderungen und Störungen zu erklären suchte. In diesem Sinne
haben selbst bedeutende Meister der Psychiatrie, die zugleich
auch hervorragende Hirnforscher waren, so M e y n e r t, seinerzeit Professor in Wien, und W e r n i c k e, Professor in
Breslau, das Wesen der Psychose zu ergründen versucht und
zu erfassen geglaubt. Der erstere meinte, die Geisteskrankheiten einfach als Krankheiten des Vorderhirns aufteilen, darstellen und erklären zu können. Dabei sollten vor allem
Störungen in der Blutversorgung der Hirnteile ausschlaggebend für die verschiedenen seelischen Krankheitserscheinungen sein. Der letztere suchte aus der besonderen Organisation des Gehirns, wie sie speziell durch das Bestehen der
Nervenzentren und der zwischen ihnen verlaufenden Lei-
tungsbahnen gegeben ist, alle die verschiedenen Krankheitszüge der Wahrnehmungs-, Denk- und Gefühlssphäre verständlich zu machen, indem er sie im besonderen aus Störungen in den Verrichtungen jener Zellgruppen oder ihrer
Nervenfaserverbindungen ableitete.

Das alles war — wir müssen es jetzt offen gestehen, nachdem eine längere Zeit kritischer Prüfung hinter uns liegt —
gewiß weit über das Ziel hinausgeschossen, so anregend
diese Versuche, vom Gehirn her die Natur der Geistesstörungen zu erfassen und am Hirnmodell gewissermaßen die
einzelnen Psychosen und ihre Krankheitserscheinungen abzulesen, in mancher Hinsicht auch gewirkt haben. Wir brauchen uns nur noch einmal vor Augen führen — für unsere
Zwecke natürlich nur kurz und in allergröbsten Umrissen —,
was uns über die Organisation, die Verrichtungen und Leistungen des Gehirns bekannt ist, dann werden uns gleich
auch die Grenzen klar, die von da aus der Erkenntnis des
Wesens der Geisteskrankheit gesetzt sind.

Was zunächst die *anatomische*, die *form*betrachtende Forschung am Nervensystem angeht, so hat sie uns über seine

unterschiedlichen Bestandteile und Bausteine unterrichtet und
hat uns vor allem über die Nervenzellen im Gehirn aufgeklärt,
die selbst wieder untereinander gewisse eigenartige Unterschiede in Größe, Form, Gerüst usw. aufweisen. Nach den
Erfahrungen nun, die wir über das ökonomische Vorgehen
der Natur haben — sie pflegt keine Luxusproduktion zu
treiben, nicht umsonst solche unterschiedliche Erscheinungen
herzustellen —, dürfen wir hierbei ohne weiteres annehmen,
daß diesen Verschiedenheiten der Nervengebilde auch Unterschiede in ihrer Verrichtungsweise entsprechen und daß jene
Nervenzellen daher verschiedene Bedeutung auch für das
Seelenleben haben mögen. Dabei sind wir aber weder berechtigt noch genügend in der Lage, nun wesentlich über das
Elementarste, was wir vorher schon bezüglich der Sinnes-,
Bewegungsfunktionen usw. angedeutet haben, hinauszugehen
und alle möglichen Schlüsse über die Beziehungen dieser
Nervenbildungen zu den vielgestaltigen Äußerungen des seelischen Lebens, zu den komplizierten Bewußtseinsvorgängen
oder gar zu einzelnen Bewußtseinsinhalten zu ziehen. Von
den anatomischen Forschungsergebnissen aus können wir
uns also vorläufig gewiß noch nicht sehr weit ins Gebiet der
Psychosen vorwagen.

Was weiter die *physiologische*, die *funktions*betrachtende
Forschung angeht, so hat sie uns hinsichtlich der Nervenverrichtungen von pathologischen wie experimentellen Erfahrungen aus darüber belehrt, daß sich bei jeder Nerven-
tätigkeit immer wieder gewisse Vorgänge höchst elementarer
Art wiederholen, die wir als Reiz- und Erregungsvorgänge,
als Hemmung und Bahnung, als Summation (Verstärkung)
und Dissoziation (Spaltung) und anderes mehr kennzeichnen
können: Formen der Nervenverrichtung, die meist die Rückwirkungen auf bestimmte innere und äußere Reizeinflüsse
darstellen. Diese nervösen Ablaufsvorgänge könnten wir even-
tuell an geeigneter Stelle im Bereich der seelischen Störungserscheinungen einsetzen und dann etwa annehmen, — erwiesen ist es deshalb durchaus noch nicht —, daß gewissen
Sinnestäuschungen Reiz- und Erregungsvorgänge in der betreffenden Sinnessphäre (Gehörs-, Gesichtssphäre usw.), ge-

wissen motorischen Hemmungserscheinungen Hemmungsvorgänge in der Bewegungssphäre der Hirnrinde zugrunde liegen und so fort. Weiter lehrt uns die Betrachtung der Nervenverrichtungen, daß viele der Nervenvorgänge nach einem bestimmten Schema ablaufen, das wir als Reflex kennzeichnen: Eine Reizerregung, die einen Empfindungsnerv trifft, wird von diesem aufgenommen und auf dem Umwege über eine nervöse Zentralstelle auf einen Bewegungsnerv übergeleitet mit dem Ergebnis, daß jeweils einem bestimmten Eindruck ein ihm zugeordneter entsprechender Bewegungsvorgang zu folgen pflegt —, und auch dieses Reflexschema läßt sich auf gewisse kompliziertere Verhältnisse bei den Psychosen übertragen, wo wir Erregungen im Sinnes- und Vorstellungsbereich mit Bewegungsstörungen verbunden sehen. Dabei bleibt es freilich auch hier wieder mehr als ungewiß, ob es sich bei diesen Störungserscheinungen wirklich um reflexartig verlaufende Nervenvorgänge handelt. Aber selbst all das zugegeben, wäre doch immer erst das Verständnis für gewisse Einzelzüge der Psychose und gewisse Einzelzusammenhänge in ihr gewonnen, für viele andere dagegen, ja für den weitaus größeren Teil, ist damit noch nichts erreicht. Weder für die abnormen Bewußtseinsinhalte von Zwangsideen, Erinnerungsfälschungen oder phantastischen Einbildungen noch für die abnorm geistigen Verläufe der Wahnbildung oder der Zerfahrenheit noch für vieles andere mehr lassen sich solche Zuordnungen in der Nervensphäre, solche Grundlagen in den Nervenverrichtungen und -abläufen auffinden, ja sie lassen sich nicht einmal mit ausreichender Bestimmtheit wahrscheinlich machen. Daß letzten Endes alle seelischen Vorgänge und also auch die krankhaften irgendwie mit Hirnvorgängen zu tun haben, auf sie zurückgehen, wird damit gewiß nicht in Abrede gestellt; das ist vielmehr für die naturwissenschaftliche Auffassung eine Selbstverständlichkeit. Anerkannt wird nur nicht, daß sich alle psychopathologischen Erscheinungen, zumal die hochzusammengesetzten, in einfachster Weise mit den uns bisher bekannten Hirngeschehnissen in eindeutige Verbindung bringen lassen, und daß es überhaupt jemals gelingen wird, vom

Bilde des Hirns und seiner Verrichtungen aus das Bild der psychotischen Störungen eindeutig und erschöpfend festzulegen.

Sind wir so von dieser Seite der Hirnbau- und -verrichtungslehre her zu einem gewissen Verzicht gezwungen worden, so haben uns dafür andere Untersuchungen — und zwar medizinisch-klinische — in der Lehre von den Geisteskrankheiten als Gehirnkrankheiten erheblich weitergebracht und haben damit direkt vom Pathologischen her die Erkenntnis der psychotischen Seelenvorgänge wesentlich gefördert. Vor allem haben sich bei bestimmten Geisteskrankheiten stets nach dem Tode sichtbare Veränderungen an der Hirnsubstanz nachweisen lassen, und zwar teils gröbere, wie Entzündungen, Zerfall oder Schwund von Nervengewebe, teils mikroskopisch feinere und feinste Veränderungen in der Struktur des Zell- und Faserwerks der Nerven. Dieser nachträgliche Nachweis charakteristisch wiederkehrender materieller Hirnveränderungen bei bestimmten Geistesstörungen sprach eindeutig dafür, daß hier bestimmte feststehende Beziehungen zwischen den Hirnänderungen und Seelenanomalien vorliegen, daß der materielle Hirnprozeß geradezu der grundlegende Träger der psychotischen Vorgänge ist. Das gilt speziell für jene psychischen Krankheitsfälle, wo seelische Störungen im Gefolge nachweislicher Schädigungen des Gehirns aufgetreten sind, so etwa für die traumatischen Geistesstörungen infolge von Kopfverletzungen, für die paralytischen infolge von syphilitischer Hirnschädigung, für die arteriosklerotischen infolge Ernährungsstörung durch Verkalkung der Hirngefäße, für die Greisenverblödung infolge altersmäßiger Gewebsschwächung des Gehirns und ähnliches mehr. Bei diesen „*organischen*" Geistesstörungen, kann man sagen, ist die Formel: Geisteskrankheiten sind Gehirnkrankheiten, so gut wie hundertprozentig erfüllt, und zu allem Überfluß pflegen in solchen Fällen noch charakteristische Begleitstörungen von seiten des Nervensystems: Reiz- und Ausfallserscheinungen in bestimmten Bewegungs- und Sinnesgebieten: Krämpfe, Lähmungen, Sprachstörungen, Sehstörungen und anderes mehr, in typischer Weise auf Affektionen bestimmter Hirnbezirke hinzuweisen und damit noch von einer anderen Seite her die volle Bestätigung für das Ergriffensein des Hirngewebes zu erbringen.

Besonders für ein charakteristisches seelisches Krankheitszeichen, das sich in allen solchen organischen Geistesstörungen in mehr oder weniger deutlicher Ausprägung einzustellen pflegt, ist die unmittelbare, ja unmittelbarste Abhängigkeit von allgemeinen groben Veränderungen der Hirnsubstanz erwiesen: für die schon früher herausgehobene *Demenz*, die Schwächung und den Verfall der geistigen Kräfte. Sie geht nachweislich direkt auf einen Schwund von Hirngewebe zurück, und so sieht man in solchen Fällen beim Leichenbefund wörtlich dem Gehirn meist schon an, was geistig mit dem Kranken los war. Die Demenz ist eben, um es kurz und prägnant zu sagen, ein charakteristisches *Hirn*schädigungssymptom, und man nimmt daher den Mund nicht allzu voll, wenn man geradezu sagt: Der Verlust der Erfahrungen und Kenntnisse, die Einschmelzung des geistigen Inventars, das Versagen von Gedächtnis und Erinnerung, die Einbuße an Auffassungs-, Denk- und Urteilsleistungen: alle diese Einzelbestandteile der Demenz lassen sich so ziemlich dem Grad und Umfang, wenn auch nicht immer der Art nach, vom Schwund der Hirnsubstanz, von seiner Intensität und seinem Umfange ablesen (siehe Abb. 5). Je geringfügiger diese Einbußen an Hirngewebe sind, um so geringer pflegen im allgemeinen auch die Herabminderungen des seelischen Lebens und der seelischen Leistungsfähigkeit zu sein; sie können sich in leichteren Fällen auf eine bloße Senkung des geistigen Niveaus, der Geistigkeit überhaupt, beschränken.

Mit diesen Demenzerscheinungen ist im übrigen die Reihe der typischen seelischen Hirnschädigungsbilder durchaus nicht etwa erschöpft. Wir kennen noch andere, deren Abhängigkeit von Erkrankungen bestimmter Hirnteile gleichfalls offenkundig ist, so zum Beispiel Willens- und Antriebsstörungen bei Stirnhirnerkrankungen, nur lassen sich in vielen Fällen die Einzelheiten nicht so glatt übersehen. Insbesondere hat uns eine Erkrankung der jüngsten Zeit: die Hirngrippe, darüber belehrt, daß bestimmte Charakterstörungen, speziell pathologische Wesenszüge nach Art der seelischen Triebhaftigkeit und Hemmungslosigkeit, also Äußerungen einer eigentümlichen Schwächung der seelischen Selbststeuerung, dann eintreten, wenn das Stammhirn, jener schon hervorgehobene Träger des Affekt- und Instinktlebens, von der Erkrankung mit ergriffen ist.

Gewiß, das sind hirnpathologische Einsichten, die zugleich wirkliche Einsichten in die Grundlagen der geistigen Störungen bedeuten. Sie haben daher auch — beiläufig be-

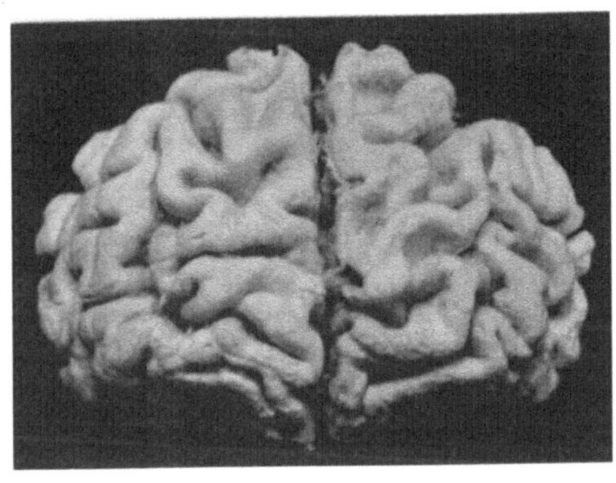

Abb. 5. Hirnschwund bei Paralyse.
Die Einschmelzung des Gewebes des Gehirns und speziell der Hirnrinde ist erkennbar an der weitgehenden Verschmälerung der Hirnwindungen und Verbreiterung der zwischen ihnen liegenden Hirnfurchen. Zum Vergleich mit diesen schweren Krankheitsveränderungen kann das Bild der normalen Hirnoberfläche in Abb. 4 dienen. (Aus Bildersammlung der Lichtbildzentrale des deutschen Hygienemuseums Dresden.)

merkt — eine entsprechende große praktische Bedeutung für die Beurteilung und Behandlung der betreffenden Krankheitsfälle. Aber wer nun meinte, daß man damit nun allenthalben in das Wesen der Geisteskrankheiten eingedrungen sei, daß man durch diese pathologischen Veränderungen am Gehirn nun auch die ganze Fülle der psychischen Krankheitserscheinungen, alle die vielgestaltigen Denk-, Gefühls-, Willensstörungen usw. nach Form und Inhalt erklären und verstehen könne, der geht zweifellos fehl.

Zunächst stoßen wir bei diesen organischen Geisteskrankheiten — diesen *Hirnpsychosen,* um es einmal drastisch auszudrücken — immer wieder auf eine Komplikation, die uns darauf hinweist, daß es mit der Ableitung der Störungen nur aus den Gehirnveränderungen noch lange nicht getan ist. Es ist der *komplizierte Aufbau* der Psychose, dem wir auch sonst noch oftmals begegnen. Das heißt: Es finden sich bei diesen Hirnpsychosen psychopathologische Erscheinungen eigener Art, wie Wahngebilde, hypochondrische Züge, depressive und manische Gemütszustände und andere mehr, die sich nicht einfach aus groben materiellen Hirnprozessen erklären lassen. Sie gehen vielmehr — der Nachweis läßt sich im Einzelfall durchaus eindeutig erbringen — auf Faktoren ganz anderer Art: so beispielsweise mit Vorliebe auf die besondere charakterliche Eigenart des Erkrankten, seine von vornherein bestehende individuelle Wesensart, seine besondere — normale oder pathologische — Persönlichkeitsanlage zurück. Es sind also selbst bei diesen Psychosen, die einwandfrei aus Hirnprozessen hervorgehen, gewisse Abstriche von dem Grundsatz: die Psychose eine Hirnkrankheit, zu machen; zum mindesten in dem Sinne, daß wichtige Einzelsymptome dieser organischen Geistesstörungen eben durchaus keine „Hirnsymptome" sind.

Weiter zeigt die nähere Prüfung an einem größeren Krankheitsmaterial, daß pathologische Hirnveränderungen und seelische Störungen nicht immer streng parallel gehen, sich durchaus nicht voll decken. So trifft man gelegentlich zum größten Befremden grobe Hirnveränderungen an, die ohne wesentliche psychische Abweichungen einhergehen, vor allem aber findet man umgekehrt erhebliche psychische Abweichungen ohne rechten Hirnbefund. Das gilt sogar für eine große Anzahl von Geistesstörungen, und unter sie fallen gerade auch die wichtigsten, die wir als die eigentlichen Psychosen bezeichnen, weil bei ihnen die eigen- und einzigartigen Formen gestörten Seelenlebens in besonderer Ausprägung, Reichtum und Vielgestaltigkeit zu finden sind; zu ihnen zählt übrigens auch die Schizophrenie: Sie bieten überhaupt keine ausreichenden oder wenigstens keine ausreichend charakteristischen Veränderungen im Hirngewebe dar, keine genügend spezifischen Erscheinungen eines pathologischen Hirnprozesses, aus denen wir jene charakteristische Erscheinungswelt der Psychose ableiten könnten. Und schließlich gibt es noch eine letzte Gruppe von Seelenstörungen, die sogenannten *„funktionellen"*, wie etwa die Hysterie, die ganz abseits von allen materiellen Hirnprozessen stehen, ganz aus ihrem Rahmen fallen: Bei ihnen müssen wir nach allem, was wir von den psychischen Äußerungsformen pathologischer Hirnprozesse wissen, grundsätzlich davon absehen, sie mit diesen in innere Verbindung zu bringen. Hier handelt es sich um seelische Störungsvorgänge, die grundsätzlich auf *psychischem* Wege sich herausbilden und von da aus zu verstehen sind. Ihnen liegen nicht grobe materielle Hirnprozesse, sondern bloße seelisch-nervöse Verrichtungsstörungen, bloße Beeinträchtigungen der natürlichen psychischen Funktionsvollzüge zugrunde. Und wer da noch im Gehirn nach bestimmten zugeordneten Vorgängen suchen wollte, könnte natürlicherweise nichts anderes finden, als was sich auch sonst im Gehirn bei den natürlichen Denk-, Gefühls- und Willensbetätigungen abspielt. Hier dann noch sagen, die Hysterie usw. ist eine Hirnkrankheit, hieße haarscharf an dem Wesenskern dieser Psychosen vorbeitreffen.

Aber auch unabhängig von allen diesen beachtlichen Einschränkungen müssen wir schließlich noch die wissenschaftliche Gewissensfrage stellen: Gesetzt, wir wären mit unserer Erkenntnis vom Gehirn, seinem Bau, seinen Verrichtungen sowie auch von seinen pathologischen Prozessen und Veränderungen noch viel weiter, als wir es tatsächlich sind, wir hätten selbst sein Zell- und Faserwerk in Krankheitsfällen so gut wie in normalen bis ins letzte zerlegt und ergründet, wäre damit wirklich ebensoviel für die Ergründung der Krankheiten der Seele gewonnen? Ich glaube, wir können hier eine ausreichende Antwort geben, auch ohne uns einer verwerflichen Prophetie schuldig zu machen. Für viele psychische Krankheitserscheinungen wäre so gut wie nichts gewonnen. Die Größenideen des paranoischen Reformators und Erfinders, der Hexenwahn des Verfolgungswahnsinnigen, die Zwangsvorstellungen des Neurotikers, die Willensschwäche des Hysterischen, die Schwermutszustände des Melancholischen, die seelischen Beglückungsgefühle, die phantastischen Erlebnisse, die magischen und mystischen Innengeschehnisse beim Schizophrenen: sie alle und vieles andere mehr, was die unentbehrlichen, weil *seelischen* Bestandteile der *Seelen*störung ausmachen, werden vom Hirngeschehen aus nicht eingefangen, und zwar vom pathologischen sowenig wie vom normalen. Sie können es nicht, weil alle Außenerscheinungen — und zu ihnen gehört alles, was sich „objektiv" im Gehirn abspielt — nun einmal nicht näher an die Innenvorgänge, an das, was „subjektiv" im Bewußtsein vor sich geht, heranführt. Zum wirklichen Verständnis der pathologischen Bewußtseinsgeschehnisse und -inhalte trägt also die Erkenntnis der pathologischen Hirnerscheinungen nicht Ausreichendes oder gar Erschöpfendes bei. Erreicht wird dadurch viel eher etwas anderes, aber durchaus nicht Wünschenswertes: Die Problemlage wird in einer für die Forschung vom Wesen der Psychose ungünstigen Weise verschoben. Man verläßt das eigentliche — das psychopathologische — Forschungsgebiet, läßt seinen Aufgabenkreis und seinen Problemenreichtum im Stich und begibt sich auf ein wesensfremdes anderes Feld, womit man zugleich sich weiter als vorher vom Kern der Psychose entfernt. Und dabei besteht noch die Gefahr, daß man sich nunmehr mit ein paar banalen und unzulänglichen hirnanatomischen und hirnpathologischen Erklärungen begnügt, statt den eigentlichen sehr viel schwerer wiegenden und daher auch sehr viel schwierigeren psychologischen und psychopathologischen nachzugehen.

So muß man denn — auch wenn man und gerade wenn man das Wort von den Geisteskrankheiten als Gehirnkrankheiten als wesentliches Leitmotiv für den psychiatrischen Fortschritt anerkennt, sich der Grenzen dieser Erkenntnis bewußt bleiben. Das Wesen der Psychose und insbesondere die ganze Welt des Geisteskranken läßt sich allein vom Gehirn und seinen Veränderungen her nicht verstehen und nicht umfassen. Es bleibt nichts übrig: Wir müssen schließlich aus diesen Gehirnbezirken heraus und noch anderweitig nach

Grundlagen, Ursachen und Bedingungen seelischer Störungserscheinungen Umschau halten.

Körpervorgänge und Geistesstörung.

Das Gehirn verlassen, weil es bei der Erfassung des Wesens
der seelischen Störungen, bei der Erklärung ihrer Eigenheiten nicht bis zu Ende führt, heißt nun nicht etwa, diese
inneren Zusammenhänge mit dem Hirn einfach aufgeben.
Es heißt zunächst nur, daß man sich auf die Hirnorgane allein
nicht beschränken darf, vielmehr noch andere zur Ergänzung
heranziehen muß. Diese drängen sich denn auch bald mit
genügender Prägnanz auf.

Erfahrungen der verschiedensten Art haben von jeher gelehrt, daß das seelische Leben auch durch Einflüsse und
Vorgänge bestimmt und verändert werden kann, die durchaus nicht unmittelbar dem Gehirn zugehören, sondern vielmehr von sonstigen Körperstellen her an dieses herangeführt
werden, vom übrigen Körper aus wirksam werden. Wir
können hier von gewissen jedem vertrauten Alltagserfahrungen
ausgehen, die so selbstverständlich für uns sind, daß wir
über die Eigenart der Vorgänge hinwegzusehen pflegen:
Eine Reihe von Stoffen, die zum Teil zu den engsten Be-
gleitern unseres Lebens gehören, Genußmittel aller Art, An-
regungs- und Rauschmittel, wie Tee, Kaffee, Alkohol, nehmen wir je nach unserem inneren Zustand, unserer seelischen
Verfassung zu bestimmten psychischen Zwecken zu uns: um
Unlustgefühle zu dämpfen, unsere Lebensstimmung zu er-
höhen, unsere geistige Ansprechbarkeit und Leistungsfähigkeit zu steigern, unsere Willensantriebe anzuregen usw.
Alle diese chemischen Stoffe, die von außen dem Körper
zugeführt werden, beweisen zugleich, daß das ganze seelische
Leben: Denk-, Gefühls- wie Willensleben in ganz typischer
Weise von der Körpersphäre her — auf dem Umwege über
den Körper — beeinflußt werden kann. Eine solche Wir-
kungsweise geht nun nicht nur von chemischen Stoffen aus,
die der Körper von außen her aufgenommen hat, sondern
auch von jenen, die er selbst erzeugt hat: Innere Drü-
senausscheidungen und Stoffwechselprodukte des Körpers

machen — allerdings im Verborgenen und vom Laien meist
unerkannt — in gleicher Weise, aber mit noch viel größerem
und bedeutsamerem Effekt ihren Einfluß auf das seelische
Leben geltend. Am ehesten ist dies noch in weiteren Kreisen
von den Geschlechtsdrüsen bekannt, deren Erzeugnisse eine
seelische Beeinflussung im Sinne der Erotisierung des geistigen Lebens hervorzurufen pflegen. Doch ist das nur ein
besonders naheliegendes und aufdringliches Beispiel, das
nichts weniger als das ganze Gebiet erschöpft. Die moderne
Medizin hat eigentlich erst die große Rolle aufgedeckt,
welche zahlreiche andere über den ganzen Körper verteilte
Organe im ganzen Lebenshaushalt, und zwar im seelischen
so gut wie im körperlichen, spielen, sie hat insbesondere
die Drüsen mit innerer Sekretion, die bestimmte chemische
Wirkstoffe ins Blut ausscheiden, wie die Schilddrüse, die
Hirnanhangsdrüse (Hypophyse), die Zirbeldrüse, die Neben-
nieren usw., aus ihrem bisherigen Aschenbrödeldasein · her-
ausgeholt und ihnen die gebührende Stellung im seelischen
wie im körperlichen Getriebe zugewiesen. Geben doch die
von ihnen erzeugten besonderen Sekrete: die *Hormone*, geradezu ausschlaggebende Trieb- und Gestaltungskräfte für
das seelische Leben jedes einzelnen ab. So regen etwa die
Schilddrüsenstoffe Gefühl und Temperament in entsprechender Weise an, beleben die Affektivität und die Willensantriebe (Schilddrüsenmangel — beim Kretin — führt
daher umgekehrt unter anderem zu Temperamentsabschwä-
chung und Gefühlsabstumpfung), so beeinflussen die Keim-
drüsenstoffe die ganze psychische Persönlichkeit und legen
ihre Wesensart je nach der — männlichen oder weiblichen —
Sonderart der Sexualhormone in der Richtung männlicher
oder weiblicher Geschlechtlichkeit fest und ähnliches mehr.

Bei allen solchen Beeinflussungen des seelischen Lebens
von den verschiedensten Stellen des Körpers her ist nun,
das versteht sich ja von selbst, das Gehirn gewiß nicht einfach ausgeschaltet — ohne seine Mitwirkung gäbe es ja keine
seelischen Äußerungen —; aber es wirkt doch nicht — und
darauf kommt es hier an — unmittelbar und aus sich heraus,
nur durch die ihm eigenen Kräfte und Verrichtungen, in

dem hier gekennzeichneten Sinne. Es ist vielmehr zwischengeschaltet als das Erfolgsorgan, an dem jene von außen oder vom Körper stammenden chemischen Stoffe zur Geltung kommen und sich auswirken können. Diese Stoffe geben, bildlich gesprochen, den wichtigen Betriebsstoff, die Betriebskraft, ab, damit der Betriebsapparat, der Hirnmotor, ordentlich arbeiten kann. Wird nun dieser Betriebsstoff in unrichtiger Menge — zuviel oder zuwenig — oder im schlechten Zustande oder überhaupt in falscher Qualität oder Zusammensetzung geliefert, so arbeitet auch der Apparat falsch und in regelwidriger Weise, das heißt also, auf die geistige Apparatur hin angesehen, eben mit Störungen der seelischen Verrichtungen.

Damit ist nun schon der Anschluß an unseren Problemkreis gewonnen, von hier aus eröffnet sich uns ein neuer Einblick in die Grundlagen psychischer Störungen, der uns sogleich ein gut Stück weiterführt.

Wir stellen zunächst grundsätzlich fest: Auch im Umkreise der Psychose begegnen wir, wenn auch schwerer erkennbar und übersehbar, solchen seelichen Betriebsstörungen, die durch *pathologische Zufuhr chemischer Stoffe:* teils äußere Gifte, teils abnorme Stoffwechselprodukte, teils krankhaft veränderte innersekretorische Wirkstoffe hervorgerufen sind, Störungen, die also — um bei der schon benutzten bildlichen Ausdrucksweise zu verbleiben — auf Mängel des für die Hirnverrichtungen vorgesehenen Betriebsstoffes zurückgehen. Dergleichen treffen wir in zahlreichen äußerlich recht verschiedenartig anmutenden Fällen geistiger Störung an. Zu nennen sind zunächst die Psychosen, die infolge von Vergiftungen aller Art, insbesondere infolge Dauervergiftungen auftreten: hierher gehören etwa die durch ständigen Mißbrauch von Genuß- und Rauschgiften hervorgerufenen Alkohol-, Kokain- und Opiumpsychosen oder die durch chemische Unglücksfälle, gewerbliche Schädigungen und dergleichen bedingten Kohlenoxyd-, Schwefelkohlenstoffpsychosen und ähnliche mehr. Zu nennen sind dann solche Geistesstörungen, die vom Körper erzeugten Giftstoffen, der Selbstvergiftung — „Autointoxikation" — ihre Entstehung verdanken; sie treten vor allem

bei jenen Körperkrankheiten auf, die mit erheblichen Umwälzungen des Körperhaushaltes, mit pathologischen Stoffwechselvorgängen einhergehen, so in erster Linie bei akuten
fieberhaften Erkrankungen (Typhus, Influenza und andere),
weiter auch bei schweren und erschöpfenden chronischen Allgemeinleiden (Krebs, Zuckerkrankheit usw.). Bei
allen solchen eigenartigen *Vergiftungs-* und *Selbstvergiftungs*psychosen kommen bestimmte für sie charakteristische
Krankheitsbilder zustande: Sie reichen von leichten Auffassungs- und Gefühlsstörungen bis hin zu Bildern schwerer
Bewußtseinsumdämmerung und selbst schwerster geistiger
Zusammenhangslosigkeit und Verwirrtheit: Krankheitsbilder, die sämtlich „chemisch" zu erklären, das heißt in der
Hauptsache aus der Stärke und Dauer (weniger aus der Art)
jener besonderen chemischen Schädigungseinflüsse abzuleiten
sind. Gewisse für diese Psychosen bezeichnende Krankheitsbilder können wir geradezu als psychotische *Vergiftungs*
symptome abstempeln, ähnlich wie wir vorher die für die
„organischen" Psychosen charakteristische Demenz als Hirnschwundssymptom abstempelten.

Das gilt insbesondere von dem ungemein charakteristischen
psychotischen Zustandsbild der traumhaften Bewußtseinsstörung, dem *Delir.* Wie sich hier gestörte Auffassung und
Orientierung mit Gedankenabläufen verbindet, an denen nicht
mehr wie im klaren Wachbewußtsein abstrakte Vorstellungen
und Begriffe in logischer Verknüpfung beteiligt sind, sondern wie im Traum sinnlich lebhafte, bildhafte Vorstellungsbilder in ungeordneter Aneinanderreihung und szenenhaftem
Wechsel: das ist ein typisches psychotisches Vergiftungsbild. Speziell dieses Delir mit seinen traumhaften Erlebnissen
und bildhaften Gedankenfolgen bringt übrigens — wenn nicht
in Form des Alkoholdelirs, so doch des Fieber- und Infektionsdelirs — psychotisches Geschehen auch einmal an den
sonst geistig Gesunden und Widerstandsfähigen heran und
gibt ihm so Gelegenheit, wenn auch nur flüchtig und vorübergehend, die geistige Störung zu erleben. Gerade diese
vom Zufall der Fieberkrankheit oder sonstiger Körperschädigungen dargebotenen Einblicke in die Psychose und

in psychotisches Erleben sind denn auch — nicht zum wenigsten wohl wegen ihrer Fremdartigkeit und ihres Bilderreichtums — von schöpferischen Persönlichkeiten aufgegriffen und für charakteristische literarische Erzeugnisse verwertet worden. In meiner Sammlung „Psychopathologische Dokumente" (Berlin: Julius Springer 1921), in der pathologische Selbstzeugnisse aller Art aus dem Leben überragender Geister zusammengestellt sind, finden sich die verschiedensten charakteristischen Belegstücke für diese eigenartigen psychotisch-deliranten Erlebnisse und ihren Niederschlag in der schöngeistigen Literatur. Sie stammen von B a u d e l a i r e , P o e und anderen.

In diesen Bildern traumhafter Bewußtseinsstörung sind aber nur die hauptsächlichsten, nicht etwa alle Störungserscheinungen eingefangen, in denen sich der Einfluß jener chemischen Wirkungskräfte auf das Gehirn kundgibt.

Daneben gibt es noch andere von ganz anderer Art. So gehen gewisse abnorme *Gefühls*zustände, insbesondere solche der Angst und der gereizten Verstimmung, die episodisch den Menschen überfallen, zum Teil auch auf solche von außen her herbeigeführte oder vom Körperstoffwechsel erzeugte Hirnvergiftungen zurück. Insbesondere die von selbst auftretenden *epileptischen* Verstimmungen sind wohl Ausdruck solcher durch die Krankheit selbst hervorgerufenen periodischen Stoffwechselstörungen. Im übrigen haben wir auch Grund zu der Annahme, daß auch jener eigenartige Wechsel gegensätzlicher abnormer Gemütszustände, wie wir ihn als Charakteristikum des manisch-depressiven Irreseins kennengelernt haben, gleichfalls irgendwie mit solchen periodischen Wandlungen des Körperstoffwechsels zusammenhängt. Doch ist auch damit die Zahl der psychotischen Erscheinungen, für die wir vom „Chemismus der Psychosen" her eine Erklärung finden, durchaus noch nicht erschöpft. Die eingangs angeführte Mescalinpsychose offenbart mit ihren eigenartigen Störungen des Raum- und Zeit- und Körpererlebens, mit ihren Änderungen des Persönlichkeitsbewußtseins, den Störungen der Denkzusammenhänge, den seelischen Spaltungserlebnissen usw. am besten, wie weit die Grenzen jener psychopathologischen Gebilde gehen, denen man nicht einfach vom Gehirn, seinem Bau und seinen Funktionen, sondern vielmehr von seinen chemischen Mobilisierungskräften aus näherkommt. Denken wir nun noch daran, daß diese seelischen Vergiftungsprodukte nach Art der Mescalinpsychosen in vieler Hinsicht den gleichfalls so fremdartigen psychopathologischen Erscheinungen ähneln, die wir bei der Schizophrenie antreffen, so bekommen wir gleich noch einen wichtigen Ausblick nach anderer Richtung. Die Annahme liegt nahe — sie wird übrigens auch noch durch unmittelbare Beobachtungen über gewisse körperliche Stoffwechselvorgänge bei der Schizophrenie gestützt —, daß auch diese wichtige Geistesstörung irgendwie mit gestörten chemischen Vorgängen im Körper zusammenhängt. Eine solche Annahme ist aber in ihrer Bedeutung gar nicht zu überschätzen. Sie besagt nicht weniger, als daß wir gut tun, zur Ergründung dieser Hauptvertreterin der Psychosen den Blick nicht mehr starr nur auf das Gehirn gerichtet zu halten, als vielmehr im Körper selbst nach Veränderungen zu forschen.

Im übrigen können wir uns die Verhältnisse, mit denen wir dabei zu rechnen haben, gar nicht verwickelt genug vorstellen. Es ist gar keine Frage, daß an den verschiedenen psychotischen Störungen nicht etwa nur ein bestimmtes Körperorgan, eine bestimmte Drüse mit innerer Ausscheidung beteiligt ist, sondern daß die verschiedensten — unter kompliziertem Zusammenspiel und Gegeneinanderspiel der von ihnen ausgehenden chemischen Kräfte — jeweils zusammenwirken. Dies wird insbesondere auch durch die Tatsache bewiesen, daß es gewisse kritische Perioden im Menschenleben gibt, wo die Psychosen in gehäuftem Maße auftreten, und daß diese Perioden speziell mit jenen Phasen des Lebensablaufs zusammenfallen, die, wie etwa das Pubertäts- und das Rückbildungsalter, mit stärksten körperlichen Umwälzungen einhergehen. Da an diesen Umwälzungen des Körperchemismus in jenen kritischen Jahren (zumal den Reifungsjahren) erfahrungsgemäß im besonderen Maße die Geschlechtsdrüsen beteiligt sind, so wird damit zugleich deren maßgebende Bedeutung für gewisse Psychosen, so insbesondere für bestimmte als Pubertätspsychosen auftretende Spielarten der Schizophrenie, in ein besonderes Licht gerückt.

Freilich: Auch hier dürfen wir nicht übertreiben und nun alles, was wir an besonderen seelischen Störungserscheinungen bei solchen Psychosen antreffen, restlos und bedenkenlos auf das Konto abnormer Körperchemismen, gestörter innerer Sekretion und sonstiger Vergiftungseinflüsse setzen. Auch bei diesen Psychosen stoßen wir auf Bestandteile, deren Ursprung und Grundlage wir nicht in einzelnen Körperorganen, sondern anderwärts zu suchen haben. Ebenso wie vorher bei den organischen Psychosen spielen Einflüsse ganz anderer Art, das Krankheitsbild beeinflussend, in diese Vergiftungs- und Selbstvergiftungspsychosen hinein, und insbesondere ist es auch hier die Persönlichkeit selbst, die individuelle Eigenart des Kranken, die (neben sonstigen Momenten seines individuellen Lebens) bezeichnende Beiträge zur Gestaltung des seelischen Krankheitsbildes liefert. Wir wollen uns hier nicht in Einzelheiten verlieren, denn diesen Dingen müssen wir sowieso noch eine selbständige Betrachtung widmen, wir wollen nur beispielsweise anführen: daß der eine Kranke im Fieberdelir Untreueszenen seiner Ehefrau erlebt, ein zweiter an den krankhaften Erlebnissen festhält oder sie gar zu Wahnideen verarbeitet, ein dritter durch sie eine weitgehende Dauerveränderung seiner ganzen Persönlichkeit im Sinne des Mißtrauens oder der Eifersucht erfährt: solche und ähnliche Sonderzüge und Zusatzsymptome pflegen nicht mehr in der Natur der chemischen Beeinflussungen des Gehirns begründet zu sein, als vielmehr in der seelischen Reaktionsweise des Trägers der Geisteskrankheit selbst.

So haben wir zu der wissenschaftlichen Hauptformel, die zunächst scheinbar alles Wesen der Psychose voll erschöpfte: Geisteskrankheiten sind *Gehirnkrankheiten*, gleich noch eine weitere hinzubekommen, die dem Sachverhalt bei manchen Psychosen noch besser gerecht wird: Geisteskrankheiten sind *körperbedingte Krankheiten, die vor allem auf innersekretorischen und Stoffwechselstörungen beruhen.* Daß wir mit der gleichzeitigen Annahme beider Formeln uns nicht in

Widerspruch mit uns selbst versetzen, dürften schon die bisherigen Auseinandersetzungen von sich aus erweisen. Überdies erledigt sich der scheinbare Widerspruch sogleich von selbst, wenn wir uns bewußt bleiben, was ganz allgemein für das Gebiet der Psychosen Geltung hat: daß eins sich nicht für alle schickt, daß das, was für die eine Gruppe von seelischen Krankheitsformen gilt, es nicht in gleicher Weise für die anderen tut.

Übrigens liegen diese allgemeinen körperlichen Grundlagen der Psychosen, deren Erforschung erst in jüngster Zeit in Angriff genommen worden ist, in einem noch weithin ungeklärten Gebiet. Auf ihm darf man sich daher nur mit entsprechender Vorsicht vorwärtsbewegen, wenn anders seine wissenschaftliche Besitzergreifung wirklich von Dauer sein soll. Sonst laufen wir Gefahr, in jene Irrwege zu entgleisen, denen besonders frühere Psychiatergenerationen nicht entgangen sind: Sie brachten so ziemlich alles, was sie an körperlichen Veränderungen und insbesondere an körperlichen Leiden bei Geisteskranken und gleichzeitig mit den Geisteskrankheiten antrafen — und das ist natürlich sehr viel, denn solches Zufallszusammentreffen ist schon wegen der langsamen Entwicklung vieler Psychosen und der Häufigkeit von körperlichen Leiden sehr häufig —, nun gleich in einen inneren ursächlichen Zusammenhang damit. So hat eine ganze Gruppe achtungswerter Irrenärzte aus der ersten Hälfte des vorigen Jahrhunderts — sie leben als sogenannte „Somatiker", sagen wir deutsch: „Körperlinge", in der Geschichte der Psychiatrie weiter — den richtigen Kern dieser Grundanschauung von den körperlichen Grundlagen der Psychosen durch maßlose Übertreibungen bis zur Auflösung verwässert: Sie machten nicht nur alle nur denkbaren krankhaften Erscheinungen am Körper: vom Ausschlag und verdorbenen Magen bis hin zum Weichselzopf, für das Auftreten aller möglichen Seelenstörungen verantwortlich, sondern sie ließen schließlich überhaupt nur noch körperliche Einflüsse als Ursachen geistiger Störungen gelten. Demgegenüber bleiben wir uns auch für diese körperlichen Faktoren darüber klar, daß sie nur für einen begrenzten Teil der Psychosen als

Krankheitsursachen in Betracht kommen, und zwar im wesentlichen für jene obengenannten, die auf äußere Schädigungen zurückgehen und die man daher auch als *exogene* zusammenzufassen pflegt. Freilich ist damit die Rolle der Körpereinflüsse bei den Geistesstörungen nicht schon erledigt. Sie spielen vielmehr auch sonst noch bei ihnen mit; sie haben dann aber eine andere Bedeutung für das Krankheitsgeschehen. Davon ist mit einigen Worten noch zu reden.

Wir sehen mit einer Häufigkeit, die den bloßen Zufall ausschließt, vielfach folgendes: Bestimmte Geistesstörungen treten vorzugsweise unter ganz bestimmten körperlichen Voraussetzungen auf, so zum Beispiel, wie wir schon wissen, die Schizophrenien in den Entwicklungsjahren. Daß diese die Krankheit erzeugt haben, ist natürlich ausgeschlossen. Wohl aber schaffen sie mit die Vorbedingung, den günstigen Boden für ihr Auftreten, fördern und sichern deren *Entstehungsbereitschaft*. Oder: Bei manchen Psychosen — wir nennen etwa wieder die Schizophrenie — stellt sich die Krankheit (oder auch eine neue Krankheitswelle, ein neuer Krankheitsschub) mit Vorliebe im Wochenbett ein: Hier hat der körperliche Vorgang die ruhende Psychose *ausgelöst*, hat aktivierend oder mobilisierend auf sie gewirkt. Solche Fälle bereitschaftsfördernder oder auslösender Wirkung körperlicher Kräfte ließen sich mühelos auch aus anderen Bezirken der Psychosen: etwa aus dem Gebiet der epileptischen oder manisch-depressiven Geistesstörungen und anderen mehr, heranholen, alles Fälle, in denen Körpereinflüsse zwar nicht als direkt ursächliche, wohl aber als *Hilfskräfte* an der Psychose sich beteiligt haben.

Diese körperlichen Hilfskräfte selbst nun sind durchaus nicht etwa an sich pathologischer Natur, es sind zumeist vielmehr die gewöhnlichen, natürlichen „*physiologischen*" Vorgänge des Körperlebens, wie sie jedes Menschenleben begleiten: so vor allem die Vorgänge der Entwicklung, wie Wachstum, Reifung, Rückbildung, Altern, oder auch die Vorgänge des Geschlechtslebens, wie Menstruation, Schwangerschaft, Wochenbett und dergleichen. Es können freilich auch Körpervorgänge krankhafter Art im gleichen Sinne wirksam sein. So erleben wir beispielsweise immer wieder, daß eine akute körperliche Krankheit — eine Gesichtsrose oder andere — ein Trinkerdelir zur Auslösung bringt, von dem der Säufer vielleicht sonst verschont geblieben wäre.

Aber mögen wir auch diese Art Erfahrung noch so hoch einschätzen und demgemäß den Wirkungsbereich der Körpereinflüsse noch so weit ziehen, nur zu bald stoßen wir doch auch hier auf natürliche Grenzen. Auch wenn man die Körpervorgänge im weitesten Sinne nimmt und krankhafte wie normale in gleicher Weise heranzieht, so reichen diese in gewissem Sinne „*äußeren*" Krankheitsbedingungen, wie wir sie zwecks schärferer Prägnanz unserer Betrachtung hier einmal bezeichnen wollen, zur Klärung der Entstehung aller Psychosen doch nicht aus. Es ist und bleibt schließlich doch immer eine begrenzte Zahl und Art, bei denen sie anzutreffen und anzuerkennen sind. Bei anderen fehlen sie; da aber die Geistesstörung auch ohne sie entstanden ist, so müssen eben andere besondersartige Bedingungen: nennen wir sie zur Betonung des Gegensatzes zu jenen äußeren ganz allgemein einmal *innere* — für ihr Auftreten gegeben sein.

Mit diesen inneren ursächlichen Bedingungen für die Psychose kommt nun ein ganz neues Moment in unsere Betrachtung hinein, und unsere Auffassung vom Wesen der Geistesstörung, von ihrem Ursprung und ihren Grundlagen wird einer neuen Beleuchtung, freilich auch einer neuen Belastung durch weitere neuartige Verwicklungen ausgesetzt.

Vererbung und Geistesstörung.

Um es gleich vorweg zu sagen: Mit diesen inneren Bedingungen für die Entstehung geistiger Erkrankungen greift man Dinge auf, die nicht so leicht erkennbar, so handgreiflich faßbar sind und so leicht veranschaulicht werden können wie die bisher herangezogenen äußeren krank machenden Kräfte. Ihrem Wesen nach bleiben sie unbestimmter, und so ist man ihnen gegenüber zu um so größerer Vorsicht verpflichtet. Insbesondere geht es nicht an, sie einfach zur Erklärung heranzuziehen, wenn man auf der Suche nach den äußeren Wirkungskräften nicht weiterkommt, und sich ihrer gewissermaßen als der großen Unbekannten zu bedienen, die man allenthalben dort im Getriebe der Psychose einsetzt, wo man mit den bekannten Kräften nicht auskommt. Das hieße mit ihrer Hilfe nicht sowohl einschlägiges Wissen offenbaren als vielmehr tatsächliches Nichtwissen verdecken. Und gerade hier, wo man auf die inneren Grundlagen der Psychose, ihre inneren Ursachen und Ursprünge zurückgeht, kommt es doch besonders darauf an, klar zu sehen und sich insbesondere auch über das, was wir nicht wissen und noch nicht erkennen können, klar zu werden. Werden wir doch bei diesem Versuche, die inneren Ursachen der Psychose aufzudecken, schließlich bis zu den letzten biologischen Begebenheiten, ja darüber hinaus sogar zu den Urgründen alles Lebens und alles Werdens hingeführt, bis hin zu jenen geheimnisvoll verborgenen Körpervorgängen, in denen sich die Übertragung des Lebensgutes im Ablauf der Generationen vollzieht. Jene Urkräfte, die das Leben und seine Gestaltungen im normalen und Krankheitsgeschehen bestimmen, und die auch für die Psychose erzeugend und formgebend in Betracht kommen, sind die Kräfte der *Vererbung*. Indem wir nun diesen Erblichkeitserscheinungen bei den Geistesstörungen nachgehen, betreten wir wiederum ein neues Gebiet, und zwar eins, das weit abseits liegt von den Bezirken, die wir bisher im Bereich der Psychosen durchstreiften.

Die Lehre von der *Erblichkeit geistiger Störungen*, um es zunächst einmal kurz auf eine allgemeine Formel zu bringen, gehört mit zu dem ältesten Erkenntnisgut menschlichen Wissens. Sie läßt sich als wissenschaftliche Einsicht bis ins klassische Altertum zurück verfolgen. Der erlauchte Ahnherr der wissenschaftlichen Medizin, Hippokrates, darf als einer ihrer ältesten Vertreter, wenn nicht gar als ihr Vater hier genannt werden. Durch zahllose, wenn auch nichts weniger als kritische und wohl abgewogene, Erfahrungen des Alltagslebens auch dem Laien vertraut, ist sie durch die Erbforschung der modernen Irrenkunde genügend wissenschaftlich unterbaut und eindeutig festgelegt. Die Beweisstücke dafür können hier im einzelnen nicht angeführt werden; dazu wären breite Darlegungen der verschiedensten psychiatrischen Beobachtungen notwendig. Von Interesse ist aber vielleicht ein bestimmter Hinweis, der besonders beweiskräftig erscheint: Den Nachweis der erblichen Natur von menschlichen Eigenheiten — normalen wie pathologischen — liefern vor allem die *Zwillings*untersuchungen, wobei besonders die eineiigen Zwillinge, die dem gleichen Keim entstammen und daher erb- und anlagegleich sind, ein bedeutsames Untersuchungsobjekt abgeben. Werden diese Zwillinge aus inneren Ursachen der Vererbung geisteskrank, so bieten sie nicht nur die gleiche Krankheitsform, die gleiche (Erb)-Psychose dar, sondern sie pflegen darüber hinaus auch noch weitgehende Übereinstimmungen in den Einzelheiten von Krankheitsbild und -verlauf aufzuweisen.

So kann denn diese Vererbung geistiger Störungen heutzutage beinahe als Selbstverständlichkeit gelten, und der Satz: Die Psychose ist — in weitem Umfange! — erblich bedingt, ist eine krankhafte Erberscheinung, ein eigenartiges pathologisches Erbgebilde, darf darum hier den weiteren Erörterungen vorangestellt, statt wie bisher ihnen erst als Ergebnis angeschlossen werden. Freilich ist mit solchen Allgemeinheiten noch nicht allzuviel für das Verständnis von Wesen und Ursprung der Psychose gewonnen; vielmehr zeigt sich, daß wir von diesem bequemen Gemeinplatz aus sogleich zu einer Fülle von wissenschaftlichen Fragwürdigkeiten und ungelösten Problemen geführt werden, sobald wir im einzelnen den Weg zur Psychose von ihren Erbgrundlagen her und durch ihre Erbzusammenhänge hindurch verfolgen.

Das mag auf den ersten Blick überraschen, denn es ist scheinbar doch sehr einfach: Die Tatsache, daß die geistigen Störungen irgendwie erbgegeben oder erbbedingt sind, besagt zugleich — dies können wir ohne weiteres aus der allgemeinen Erblichkeitskunde ableiten —, daß sie bzw. einzelne ihrer Bestimmungsstücke an die körperlichen Träger der Erbsubstanz, das sind die Keimzellen des Körpers: Ei- und Samenzellen, gebunden sind. Der *Körper* liefert also danach die Erbbausteine für die Psychose (so gut wie für den körperlichen Organismus), und so darf der Geistesstörung, von der Erblichkeit aus gesehen, eine dem Körperlichen verhaftete

Grundlage, eine *körperliche Verwurzelung*, zugesprochen werden. Damit wäre nun aber, scheint es, ein bequemer und aufschlußreicher Anschluß an jene Erscheinungen gewonnen, die wir eben als körperliche Grundlagen der Psychosen kennengelernt haben. In Wirklichkeit aber liegen die Dinge ganz anders: Die Erbzusammenhänge bei den Psychosen und die allgemeinen körperlichen Zusammenhänge bei ihnen laufen weit auseinander, so weit wie die allgemeinen Körpervorgänge und die speziellen Erbvorgänge überhaupt auseinandergehen. Wir sind daher auf jene Sonderwege und Sondereinsichten angewiesen, welche die spezielle Erbforschung bei den Psychosen von sich aus zu vermitteln vermochte.

An den Eingang ist zunächst eine grundsätzliche Erkenntnis zu stellen: Als nicht haltbar hat sich jene früher allgemein übliche Anschauung erwiesen, als ob es eine *allgemeine* Erbanlage gäbe, die die Grundlage für beinahe alle, zum mindesten aber für alle möglichen Geisteskrankheiten abgäbe. Einmal gehen — das wissen wir ja nun schon zur Genüge — nichts weniger als alle Geisteskrankheiten auf erbliche Übertragung zurück — zum Beweis dafür brauchen wir nicht erst von neuem an die verschiedenen, durch äußere Schädigungen: Verletzungen, Vergiftungen usw. herbeigeführten psychischen Störungen zu erinnern —, zum anderen gehen die bestimmten Spielarten der Psychosen, die tatsächlich erblich verursacht sind, stets auf eine bestimmte, ihnen speziell eigene und für sie charakteristische Erbgrundlage, eine „*spezifische*" Erbanlage zurück. Diese bringt es mit sich, daß in den einzelnen Familien, in denen überhaupt erbliche Psychosen vorkommen, nun nicht alle möglichen vorzukommen pflegen, sondern nur eben jene des gleichen „*Erbkreises*", welche dieser Familie erblich zugehören, ihr erbmäßig zugewiesen sind. Solche charakteristischen Erbpsychosen eigener Art hat die Irrenkunde im Laufe ihrer Entwicklung mehr und mehr kennengelernt, und nicht zum wenigsten ihre Kenntnis ist es gewesen, die uns die Aufstellung eines Systems der Geisteskrankheiten erleichterte. Sie hat es insbesondere ermöglicht, jene auch praktisch wichtige Scheidung vorzunehmen, durch die das ganze Gebiet der

Psychosen in zwei große, auch sonst sich grundsätzlich voneinander unterscheidende Krankheitsgruppen aufgeteilt wurde: Die einen sind die — schon gekennzeichneten — *exogenen*, von *außen* her verursachten Seelenstörungen, die entsprechend dieser Entstehungsart erst im Leben erworben zu werden pflegen, die anderen sind die *endogenen*, von innen her durch eben jene Erbeinflüsse verursachten, die demgemäß schon von der Geburt an gegeben — eingeboren — sind. Um gleich hier naheliegenden Mißverständnissen vorzubeugen: Dieses Eingeborensein der (Erb)-Psychose soll nun nicht etwa heißen, daß sie schon von Geburt an besteht und in die Erscheinung tritt. Vererbt wird ja überhaupt nicht eigentlich die Psychose (sowenig wie sonst eine Erbkrankheit), sondern nur die Anlage dazu. Die ererbte Geistesstörung selbst braucht erst im späteren Leben — mit Vorliebe in den Entwicklungsjahren, aber auch noch später — aufzutreten, wie wir dies immer wieder an der wichtigsten Erbpsychose, der Schizophrenie, beobachten können. Dieser Übergang aus der Verborgenheit der bloßen Anlage in die Augenfälligkeit der wirklichen Geistesstörung erfolgt dann gewöhnlich unter bestimmten Bedingungen, von denen gleich noch einige Worte zu sagen sein werden.

Hier vorerst nur noch die Selbstverständlichkeit, daß es überhaupt nicht immer zu diesem für den Lebensgang des Trägers der Krankheitsveranlagung so folgenschweren Schritt zu kommen braucht. Mag auch die Bereitschaft zur Psychose von Geburt an gegeben sein, diese Bereitschaft kann als solche während des ganzen Lebens unverändert bestehen bleiben, ohne daß der verhängnisvolle Weg in die Geistesstörung angetreten wird. Dies ist — aus bald noch anzuführenden Gründen des Erbgeschehens — das glückliche Schicksal zahlreicher Personen, die aus erbkranken Familien stammen und also — ein leider mißverständlicher Ausdruck — erblich *belastet* sind. Sie weisen mit aller Eindringlichkeit darauf hin, was man nicht übergehen darf: daß erbliche Belastung ihren Träger noch nicht erbarmungslos zum Verfall in Geisteskrankheit verurteilt, daß erbliche Belastung mit Seelenstörung noch nicht erbliche Behaftung damit bedeutet.

Doch nun zurück zu den *Erbpsychosen* eigener Art und ihren *Erbkreisen*. In ihnen sind ganz große Gruppen psychischer Störungen zusammengefaßt und nicht zum wenigsten gerade auch die häufigsten und auch sonst bedeutsamsten. Die Hauptvertreter zu ihnen stellt zunächst der große umfangreiche Erbkreis der *schizophrenen* Erkrankungen. Von ihm werden Geistesstörungen von recht verschiedenartigem Bild, Verlauf und Ausgang als erbmäßig zusammengehörig eingefangen — Geistesstörungen, deren Wesensverwandtschaft nicht zum wenigsten gerade erst dadurch erkennbar wurde, daß sie übereinstimmende Erblichkeitsbeziehungen aufwiesen. Weiter gehört hierher der gleichfalls sehr umfassende Kreis der *manisch depressiven* Geistesstörungen. Auch hier sind Spielarten von recht verschiedener Ausprägung und Aussehen erbmäßig zusammengeschlossen. Hier berühren sich vermittelst der Erblichkeit direkt die Extreme: auf der einen Seite so ausgeprägte Psychosen wie die Manien und Melancholien (die aber nur vorübergehende Episoden im Menschenleben abgeben), auf der anderen die bloßen psychischen Anomalien der manischen bzw. melancholischen „Temperamente" (deren krankhaft gehobene oder gedrückte Gemütsverstimmungen dafür seelische Dauerzustände bedeuten). Zu den Erbpsychosen zählt auch die *Paranoia,* die Verrücktheit im engeren Sinne, deren Krankheitsbild von der fortschreitenden Wahnbildung beherrscht und geprägt wird. Bestimmte erbliche Abweichungen der Trieb-, Temperaments- und Gefühlsseiten sind es hier, die den Wurzelboden für die Wahnbildung liefern.

Erbbedingt sind neben diesen ausgesprochenen Psychosen noch gewisse, während des ganzen Lebens halbwegs unverändert bleibende krankhafte seelische Dauerformen und -zustände, die als erbliche *Schwachsinnsformen* auf der einen Seite, als erbliche *psychopathische Charakterartungen* auf der anderen das Wesensbild ihrer Träger bestimmen. Nimmt man nun noch aus dem weiten Bereich der *Epilepsie* die urwüchsig anlagemäßigen Formen heraus (es gibt daneben auch zahlreiche erworbene Epilepsiearten infolge Kopfverletzungen, Alkoholismus usw.), so hat man eine weitere wichtige

Erbpsychose mit eigenem Erbkreis gewonnen. Damit hat man dann zugleich auch so ziemlich alles zusammen, was auch dem Laien an erbbedingten Psychosen bekannt zu sein pflegt oder wenigstens bekannt sein müßte.

Freilich darf er sich nun nicht etwa einbilden, daß ihm mit dieser neu gewonnenen Kenntnis der Erbpsychosen schon alles vertraut ist, was von den Erbbedingungen geistiger Störungen überhaupt zu wissen not tut. Davon kann keine Rede sein; schon einige weitere Hinweise werden das zur Genüge zeigen.

Zunächst: Die Abstempelung einer Psychose als Erbpsychose besagt nur, daß die Erblichkeit die ausschlaggebende Ursache für ihre Entstehung ist, daß die Krankheit ohne diesen unumgänglichen Erbfaktor nicht zustande kommt. Das bedeutet nun aber nicht schon zugleich — wir deuteten es schon vorher an —, daß die Erblichkeit stets *allein* schon zum tatsächlichen Auftreten dieser Psychose ausreicht. Wir sehen vielmehr in zahllosen Fällen in immer wiederkehrender Weise: Noch andere Momente, „Hilfskräfte" der verschiedensten Art, wie wir sie teilweise schon vorher kennenlernten: körperliche Einflüsse der Lebensphasen wie Jugend- oder Rückbildungsalter, die Geschlechtsphasen von Menstruation oder Wochenbett, körperliche Schädigungen oder Krankheiten wie Kopfverletzungen und Infektionserkrankungen, seelische Erregungen und Erschütterungen und ähnliches mehr müssen hinzutreten, um die erbgegebene Krankheitsanlage in die offenkundige Psychose überzuleiten, die Psychose auszulösen und in Bewegung zu setzen. So geben etwa für die epileptischen Störungen die Reifungs- und Entwicklungsjahre mit ihren grundlegenden körperlichen Umwälzungen die bevorzugte Mobilisationskraft ab; so sind bei der Paranoia besondere Situations- und Milieueinflüsse die psychischen Kräfte, welche die erbgegebene abnorme Denktendenz erst zur Erzeugung des Wahnprozesses antreiben und dergleichen.

Noch anderes spricht vielfach mit, um die scheinbar einfachen Verhältnisse bei den erblich verursachten Psychosen zu trüben und zu verwickeln. Manchen Erbpsychosen sieht man schon am äußeren Krankheitsbild mit seinen fremd-

artigen Beimengungen und Mischungen an, daß hier nicht
nur eine einzige Erbkraft beteiligt war. Da gibt es etwa Krankheitsbilder, in denen sich schizophrene, manisch-depressive,
paranoische und andere Züge in ungewöhnlicher Weise verbinden, Krankheitsbilder, die in ihrer Zusammensetzung
(manchmal aber auch in ihrem Verlauf und Ausgang) nicht
dem entsprechen, was man in den reinen Fällen von Schizophrenie, von Paranoia, manisch-depressivem Irresein usw.
anzutreffen pflegt. Die Vermutung liegt nahe, daß hier *Erbmischungen* von verschiedenartigen Krankheitsveranlagungen
an diesen eigenartigen psychotischen *Mischbildern* schuld
sind, und in der Tat läßt sich in vielen solcher Fälle nachweisen, daß sie kranken Familien entstammen, in denen verschiedene Erbpsychose-Formen: schizophrene, manisch-depressive usw. gleichzeitig vertreten sind. Nach solchen Erfahrungen kann es uns schließlich nicht wundern — dies eine
neue Komplikation —, daß man auch Geisteskrankheiten antrifft, die an sich nicht erbbedingt sind, sondern andere —
äußere — Ursachen haben, und die doch einzelne Krankheitszeichen und Krankheitszüge aufweisen, die auf Erbeinflüsse
zurückgehen. Da gibt es etwa Alkoholpsychosen, also rein
durch äußere Vergiftungen verursachte Störungen, bei denen
die auftretende Wahnbildung auf eine besondere erbgegebene
abnorme Charakterveranlagung zurückgeht. Da gibt es etwa
Paralysen, also durch syphilitische Ansteckung erzeugte Erkrankungen, deren Verlauf mit seinem periodischen Wechsel
von manischen und depressiven Zustandsbildern seine Ursache
in einer manisch-depressiven Erbanlage des Erkrankten hat
und ähnliches mehr. Man sieht: Es sind vielfältige und verschiedenartige Wurzelfäden, mit denen die Psychose in die
Erblichkeit hinabreicht, vielfältige und verschiedenartige Erbbausteine, aus denen sie sich zusammensetzt. Es genügt daher
auch nicht, wenn man im Einzelfalle einfach nur den Erb-
charakter einer Geistesstörung feststellt: man muß darüber
hinaus ihre Erbzusammensetzung, ihren Erbaufbau, ihre
Erbstruktur klarstellen.

Im übrigen kommt es nicht nur darauf an, die erbliche
Erzeugung und Gestaltung der Psychose in ihrer Wesensart

und ihren Gesetzmäßigkeiten zu erkennen. Von gleicher Bedeutung für das Verständnis ihrer Erbzusammenhänge ist auch die Kenntnis des *Weges*, den der *Erbgang* bei den einzelnen Formen nimmt, der besonderen Gesetze und Verlaufsformen, nach denen ihre erbliche Übertragung vor sich geht.

Auch hier hat die moderne Erbforschung die nötige wissenschaftliche Ordnung geschaffen, und zwar vermittelst des Experimentes, nach dem die früheren Zeiten sich vergeblich bemüht hatten, aus der groben Erfahrung der Alltagsbeobachtung heraus feste Regeln abzuleiten. Um es nun gleich ganz kurz zu sagen: Die an den Bastardierungsvorgängen gewonnenen sogenannten Mendelschen Erbregeln, die den Ausgangspunkt der naturwissenschaftlichen Erblehren bilden und für alle Lebensformen gelten, haben ihre Geltung auch im Bereich des krankhaften Seelenlebens und der geistigen Erkrankung. Freilich sind die Verhältnisse hier nicht so leicht zu übersehen und darzustellen. Wenn man sich bewußt bleibt, daß es sich um eine weitgehende Vereinfachung handelt, kann man etwa sagen: Die beiden Hauptformen, die für die Erbübertragung gelten, finden sich ebenso bei den Psychosen vor, und zwar sind diese beiden Haupttypen — ein merkwürdiger Zufall — zugleich bei den beiden hauptsächlichsten Erbpsychosen vertreten. Der eine Typus gibt die *dominante* (vorherrschende) Vererbung ab. Hier erfolgt die Erbübertragung der Psychose kontinuierlich und im wesentlichen durch Erbträger, die auch selbst offenkundig von der Krankheit befallen sind: Das ist der Typus, der seinen Hauptrepräsentanten im manisch-depressiven Irresein findet. Beim andern Typ erfolgt die Erbübertragung *rezessiv* (überdeckt) und springend, das heißt durch Zwischenträger, die zwar die Krankheitsanlage haben und weitergeben, aber selbst vom Verfall in die Krankheit verschont bleiben, offenkundig krankheitsfrei sind: Hierfür gibt die Schizophrenie den psychotischen Hauptrepräsentanten ab. Gerade bei ihr trägt nicht zum wenigsten diese rezessive Vererbung mit ihrer Sprunghaftigkeit und ihrem Verschonen einzelner Zwischenträger, insbesondere auch der elterlichen, die Hauptschuld daran, daß man die ausgesprochene Erbnatur der Schizophrenie in wissenschaftlichen Kreisen so lange übersehen hat und in Laienkreisen für den Einzelfall auch heute noch nicht recht glauben will.

Im übrigen läßt sich nicht verhehlen: Mit jenen beiden typischen Erbregeln von Dominanz und Rezessivität hat man nun nicht etwa schon alle Glieder zusammen, die für das Verständnis der Erbzusammenhänge bei den einzelnen Psychosen notwendig sind. Insbesondere haben uns die systematischen Nachforschungen sowohl für die Schizophrenie wie für das manisch-depressive Irresein gelehrt, daß die Vererbungsverhältnisse viel komplizierter liegen und daß man vor allem mit verschiedenen Erbfaktoren von variierendem Erbgang rechnen muß, deren gemeinschaftliches Zusammenwirken erst die Erbpsychose erzeugt und offenkundig macht. Von diesem merkwürdigen Ineinandergreifen vielfältiger Erbkräfte bei bestimmten Psychosearten wissen wir vorläufig nicht eben viel und sicheres — vom erblichen Schwachsinn konnte man immerhin sicherstellen, daß er sich sprunghaft vererbt, dabei mehrere Anlagen zusammen wirken und ein Merkmalpaar geschlechtsgebunden vererbt wird —, und so hat es keinen Sinn, wenn wir uns hier weiter mit Dingen beschäftigen, deren Bearbeitung die wissenschaftliche Irrenkunde erst in Angriff genommen hat.

Dagegen erscheint es angebracht, gerade hier im Gegensatz zu unserer sonstigen rein betrachtenden Haltung auch einen kurzen Blick auf die rein *praktische* Seite der Erbfrage bei den Psychosen zu werfen. Ihre praktische Bedeutung für das Leben des einzelnen und der Gemeinschaft kann — eine Selbstverständlichkeit, die eigentlich nicht erst zu unterstrichen werden braucht — gar nicht hoch genug veranschlagt werden, und es ist nur bedauerlich, daß wir noch nicht weit genug sind, um in jedem Einzelfalle die ungemein komplizierten Erbzusammenhänge erschöpfend mit allen Konsequenzen zu übersehen. Immerhin reichen unsere Kenntnisse auf diesem psychiatrischen Erbgebiete doch wenigstens so weit, um die wichtige praktische Beratung in Fragen der Erbgesundheitspflege *(Eugenik)* zu ermöglichen und insbesondere die Ratsuchenden darüber aufzuklären, bei welchen Geisteskrankheiten und unter welchen familiären und persönlichen Bedingungen mit dem Auftreten der Erkrankung und ihrer erblichen Übertragung auf die Nachkommenschaft zu rechnen ist. Im einzelnen wird es dabei schon möglich, auf Grund wissenschaftlicher Erbstatistik und zahlenmäßiger Berechnungen in Prozentzahlen den Grad der Wahrscheinlichkeit anzugeben, mit welchem im Einzelfalle das Auftreten der betreffenden Erbpsychose bei verschiedener erblicher Belastung: durch die Eltern, die Großeltern und andere Verwandte zu erwarten ist. So beträgt beispielsweise die *Erkrankungswahrscheinlichkeit* an erblichem Schwachsinn: für die Durchschnittsbevölkerung nur 1%, für die Kinder von Schwachsinnigen dagegen 58%, für ihre Neffen und Nichten 10%. Ähnlich beim manisch-depressiven Irresein: für die Durchschnittsbevölkerung noch nicht 0,5%, für die Kinder solcher Kranker dagegen über 32%, für ihre Neffen und Nichten etwas über 3%; und schließlich bei der Schizophrenie: für die Durchschnittsbevölkerung noch nicht 1%, für die Kinder der Schizophrenen über 9%, für ihre Neffen und Nichten noch nicht 2%.

Doch mag der Grad unserer Einsicht in die Vererbungszusammenhänge bei den Erbpsychosen und die Sicherheit unserer Voraussage für die Erbaussichten der Nachkommenschaft größer oder kleiner, hoch- oder geringwertiger sein: die Hauptsache ist — und das ist als ein feststehender Gewinn von wissenschaftlichem wie praktischem Wert ein für allemal zu buchen —, daß diese Erbpsychosen uns auf ein besondersartiges, von den bisherigen sich weit entfernendes Quellgebiet psychischer Erkrankung hinweisen, auf eine Krankheitsquelle, die tief in der Lebensexistenz ihres Trägers selbst wurzelt, und die schon deshalb die anderen Krankheitszuflüsse, insbesondere die von außen her kommenden, an Bedeutung wesentlich übertrifft. Gelänge es, diesen pathologischen Erbstrom einzudämmen, so wäre zugleich der hauptsächlichste und am schwersten zu beseitigende Zufluß für jenen unheilvollen Krankheitsstrom unterbunden, der so störend und zum Teil verheerend unser individuelles wie gesellschaftliches und kulturelles Leben durchzieht. Mit den

dann noch übrigen psychotischen Krankheitszuflüssen, die
ihre Nahrung von außen her: vom Alkohol, der Syphilis und
anderen Lebensschädlichkeiten bekommen, dürften wir schon
viel leichter fertig werden. Es kann kein Zweifel sein, daß
die Unfruchtbarmachung *(Sterilisierung)* seelisch Erbkran-
ker, das heißt also ihre systematische Ausschließung von der
Fortpflanzung, ein geeigneter Weg ist, um die schwerwiegende
Erbquelle mehr und mehr zum Versiegen zu bringen. Freilich
müssen wir uns auch gerade nach dem Vorhergesagten darüber klar sein, daß der Angriff gegen die Erbpsychosen
eigentlich in viel breiterer Front vorgetragen werden müßte,
wenn er einen ganz schnellen und durchgreifenden Erfolg
zeitigen soll. Nicht nur die Erbkranken selbst, sondern auch
jene noch viel zahlreicheren, scheinbar gesunden Familien-
mitglieder, die so gut wie die Erbkranken Träger und Über-
mittler der krankhaften Erbanlage sind und sogar noch häufiger als die Kranken die Erbpsychosen übertragen (weil sie
in stärkerem Maße an der Fortpflanzung beteiligt bleiben):
sie müßten ebenso von der Fortpflanzung ausgeschlossen
werden. Doch unterliegt es keinem Zweifel — wissenschaftliche Nachprüfungen nach Art der oben angeführten bestätigen es und belegen es mit entsprechenden Prozentzahlen —,
daß die größte Wahrscheinlichkeit, die Erbpsychose zu übertragen und damit die stärkste Gefahr für die geistige Gesundheit der Nachkommen von den Geisteskranken selbst ausgeht,
dagegen eine viel geringere von den sonstigen Verwandten und
eine um so geringere anscheinend, je entfernter die Verwandt-
schaft ist. Und so darf man sich sehr wohl in dem Bewußtsein, daß der Kampf gegen die Erbpsychosen doch über eine
weite Zeitspanne hinweg geführt werden muß, damit begnügen, diesen Kampf zunächst nur so zu führen, daß er
sich gegen die nachweislich Erbkranken richtet.
Alle diese Einblicke in das Erbgeschehen bei den geistigen
Störungen können uns freilich über etwa Grundsätzliches
nicht hinwegtäuschen: Wir wissen im Grunde gar nicht so
recht im einzelnen, was an den besonderen Erscheinungen
der Geisteskrankheit als Erbbestandteile anzusprechen, was
an ihnen den Erbmerkmalen zuzurechnen ist. Gewiß, man-

ches Allergröbste können wir mit Sicherheit sagen: daß die Erbpsychose, wie schon oben angedeutet, nicht mit Sack und Pack, mit all ihren Bestandteilen vererbt, sondern daß nur ihre Anlage erblich übertragen wird; weiter, daß gewisse Krankheitszüge und -zeichen überhaupt nicht für die Vererbung in Betracht kommen. Das gilt insbesondere für die verschiedenen *Inhalte* von Sinnestäuschungen, Wahnideen, Zwangsvorstellungen und ähnlichem, die zweifellos nur von außen übernommen, „erworben“ sind. Wir können überhaupt ganz allgemein mit Sicherheit sagen, daß die Geistesstörung sowenig wie ihre Einzelzüge nach Art von fertigen Stempelprägungen erbmäßig weitergegeben werden, sondern nur in allgemeinsten Umrissen oder (vielleicht richtiger) in Form von allgemeinsten Tendenzen (Tendenz zur Sinnestäuschung, zur Wahnbildung, zur Bewußtseinsstörung usw.) und jedenfalls stets ohne jene Beimischungen, die erst durch die Einflüsse des Lebens hinzugekommen sind. Diesen Sachverhalt müssen wir uns zum besseren Verständnis der Erbgrundlagen der Psychose in Kürze noch etwas anschaulicher machen: Was sich an der Geistesstörung vererbt, ist nicht die konkrete Erscheinung, die sie im Alltagsleben bietet, nicht die bestimmte Gestalt und Form, wie sie sie unter dem Einfluß der Lebensumstände gewonnen hat, sondern sind vielmehr die nicht weiter sichtbaren und vorläufig noch nicht genügend erkennbaren elementaren und ursprünglichen Grundeigenheiten der Erbanlage. Also nicht der *Erscheinungstyp* der Geisteskrankheit, sondern der unerkennbar dahinterstekkende *Erbtyp*, nicht die reale *Sicht*psychose, sondern die ihren Kern bildende *Erb*psychose ist es, um die es sich dreht, wenn von der Geisteskrankheit und ihrer Vererbung die Rede ist.

Alles in allem sehen wir hier zur Genüge, daß auch diese neue und eigenartige Fundamentierung der Psychose von der Erbseite her sowenig wie die sonstigen Unterbauungsversuche dazu ausreicht, das Problem der Psychose voll zu klären. Nicht genug, daß wir allenthalben auf Grenzen der erbirrenkundlichen Erkenntnis stießen, können wir auch nicht über ihre wahre Bedeutung für unsere Einsicht in das Wesen der

Psychose im Zweifel sein: Selbst wenn wir die Erbbeziehungen
für die Psychosen viel weitergehend zurückverfolgt hätten,
als es uns bisher gelungen ist, so hätten wir im Grunde doch
immer nur ein Stück von dem hinzugewonnen, was die elementaren biologischen Zusammenhänge, die Lebensvorgänge
bei den Psychosen angeht. Was aber die eigentliche Natur des
Krankheitsprozesses selbst bei den geistigen Störungen angeht, und was uns insbesondere interessiert, wenn wir die
Welt des Geisteskranken kennenlernen wollen: das eigentümliche abwegige seelische Leben und Erleben, wie es sich im
Reiche des Sinnestrugs, des Wahns, des psychotischen Traum-
geschehens, der ekstatischen Ausnahmezustände und vielem
anderen mehr bezeichnend kundgibt, dem sind wir auch
dann noch um keinen Schritt näher gekommen.

Entartung und Geistesstörung.

Dafür aber — und das verdient zum Schluß noch gebührende Würdigung — tun sich uns von den Erberkenntnissen
her nach anderer Richtung neue bedeutsame Ausblicke im
Gebiet der Psychosen auf: Eingegliedert in die Erblichkeits-
vorgänge, sind die Geistesstörungen zugleich einbezogen in
allgemeine große Naturzusammenhänge des Lebens; sie sind
damit eingespannt in jenen allgemeinen biologischen Gesamt-
rahmen, in den das menschliche Leben und die menschliche
Persönlichkeit überhaupt eingefügt sind. Hatte nun die Psychose, so wie wir sie anfangs kennenlernten: durch äußere
Einflüsse hervorgerufen, durch zufällige äußere Schädigungen, Vergiftungen und dergleichen, verursacht — mehr den
Charakter eines pathologischen *Zufalls*geschehnisses, das
höchstens mit dem individuellen Tun und Lassen in Verbindung stand, so wird sie nunmehr durch ihre Erbgebunden-
heit in das große Zwangsgeschehen der naturgesetzlichen
Abläufe gestellt. Sie trägt damit in gewissem Sinne einen von
allem individuellen Tun und Treiben sich unabhängig erwei-
senden *Schicksals*charakter, der der Person selbst durch ihre
Zugehörigkeit zu einer bestimmten Sippe, ihre Abstammung
aus einer bestimmten Familie zuerteilt und auferlegt ist. In
der Tat vollzieht sich ja oft genug am Geisteskranken ein

Geschick, das mit seinem erschütternden Gang an das Fatum im Rahmen der antiken Schicksalstragödie erinnert. Hier wird nun der Blick zugleich von selbst über die Begrenztheit der Psychose und die Enge des Einzelschicksals hinaus in größere Weite gewiesen. Ist doch hier die Stelle, wo Einzel- und Familienschicksal ineinander übergreifen, wo die Psychose als Erscheinung des Einzellebens eingereiht wird in ein umfassenderes Lebensgeschehen, zum Glied einer geschlossenen Kette von ineinander greifenden Leben wird, die sich über zahlreiche Menschenalter erstreckt und ganze Geschlechterfolgen in sich schließt.

Die pathologische Vererbung, die die Reihe der Lebendigen durchzieht und sie mit den Dahingeschiedenen verbindet, die die Psychose mit einbezieht, und die sich schicksalhaft im Leben der Familien, in Aufstieg und Abstieg, Gedeih und Verfall auswirkt; diese pathologische Vererbung ist nun im besonderen gebunden an eine biologische Erscheinung eigener Art: an die *Entartung;* eine Erscheinung, die seit langem eine Sonderstellung in der wissenschaftlichen und Volksanschauung einnimmt, und die wegen der vielfältigen Zusammenhänge, in die sie verflochten ist, auch die Psychose vielseitig beleuchtet. Ihr gebührt daher auch hier eine entsprechende Würdigung, wenigstens so weit, als davon das Gebiet der geistigen Störungen berührt wird.

Entartung: darunter verstehen wir ganz allgemein alles, was sich auf die erblichen ungünstigen Abänderungen der Artung, auf den Erbverfall bezieht. Und zwar haben wir dabei nicht nur die einzelnen Gebilde im Auge, an denen sich diese ungünstige Abartung, dieser Erbverfall kundgibt, sondern auch die besonderen Vorgänge, die dazu führen. Da nun alle erblich bedingten Abwegigkeiten, Krankhaftigkeiten und Krankheiten, ganz gleich wie beschaffen sie auch sonst sein mögen, als solche biologisch ungünstige erbliche Abartungen gelten müssen, so finden sich hier im Rahmen der Entartung zunächst all die verschiedenen, als erbpathologisch bekannt gewordenen seelischen Erscheinungen zusammen, auf die wir vorher schon gestoßen waren, angefangen von den erblichen Spielformen geistiger Schwäche und psychopathischer Charakterartung wie den Erbpsychopathien überhaupt bis hin zu den ausgesprochenen Erbpsychosen wie die Schizophrenie oder das manisch-depressive Irresein. Sie alle sind also vom besonderen Gesichtspunkt des Erbverfalls, statt von dem allgemeinen der bloßen Erblichkeit her angesehen als *Entartungsformen* zu kennzeichnen, und sie stellen als solche nicht nur Ausdrucks- und Erscheinungsweisen des Entartungs*zustandes* dar, sondern zugleich auch Auswirkungen und Folgen des Entartungs*vorgangs*, sind Glieder und Stadien des Erbverfalls.

Diese Entartung und ihre Verknüpfung mit den Erbpsychosen hat nun — insbesondere in Form des *fortschreitenden Erbverfalls* — eine besondere Rolle in der Geschichte der Irrenkunde gespielt. Sie wurde auch popularisiert und speziell von der schöngeistigen Literatur aufgegriffen, um hier — es ist ja zur Genüge bekannt — in großzügigen Gesamtschilderungen vom erbmäßigen Niedergang und Verfall ganzer Familien eine sensationelle Übertreibung und Verzerrung zu erfahren. Es genügt hier, diese Entgleisungen in Kürze richtigzustellen, soweit es unser Interesse an der Psychose erfordert. Der Begründer der Entartungslehre, der belgische Psychiater M o r e l, hat zuerst von fortschreitender erblicher Entartung gesprochen. Diese sollte gesetzmäßig und in systematischer Weise in der Folge weniger Generationen zu zunehmenden Krankheitsanlagen und zu Störungen von fortschreitender Schwere, besonders auf seelischem Gebiete, führen und schließlich mit dem schnellen Aussterben der betreffenden Familien enden. Danach wären also die verschiedenen psychischen Erbkrankheiten mehr oder weniger weit vorgeschrittene Stufen eines familiären Erbverfalls, der mit Naturnotwendigkeit vor sich ginge und bei gehäuftem Auftreten unvermeidlich einen entsprechenden Rasseverfall nach sich zöge. Eine solche wissenschaftliche Lehre, die drohend auf Familien- und Volksschicksale von bedrückender und tragischer Schwere hinwies, mußte naturgemäß aufhorchen lassen und zu kritischer Nachprüfung auffordern. Diese hat nun gezeigt, daß die Erscheinungen der erblichen Psychopathie und der Erbpsychosen im allgemeinen nicht so katastrophal zu bewerten sind, wie diese Morelsche Aufstellung es nahelegt. Ein solcher unaufhaltsam fortschreitender Erbverfall, der im Laufe weniger Generationen zu schwersten Psychosen, zu Idiotie usw. führt und schließlich mit geistigem Tod und körperlichem Aussterben der Familie endet, findet sich nur in seltenen Fällen, bei inzuchtmäßig fortgesetzter Mischung gleichartiger schlechter, das heißt mit schweren psychischen Erbleiden behafteter Keimanlagen, bei fortgesetzter Kreuzung schwer entarteter Keimträger. Solche unglücklichen geschlechtlichen Verbindungen, noch dazu durch ganze Generationenreihen fortgesetzt, sind nun aber zum Glück im Leben der Familien seltene Zufälle und Ausnahmen. Vielmehr sorgt das Spiel der Natur, die allenthalben Extreme abzuschwächen, einseitige biologische Pendelausschläge zu hemmen pflegt, dafür, daß auch hier ein mildernder Ausweg eingeschlagen werden kann. Dem Entartungsprozeß vermag eine auf den gleichen Naturgesetzlichkeiten des Erbgeschehens beruhende biologische Gegenkraft: eine Regeneration entgegenzutreten, die sich auf die Zufuhr günstiger Keimanlagen stützt und die ungünstigen Erbmischungen abschwächt.

Doch nicht nur Verlauf und Ausgang, sondern auch der *Beginn* des Entartungsprozesses fordert im Hinblick auf die Entartungspsychosen unser Interesse heraus. Irgendwann und wo muß doch einmal die Entartung entstanden sein, an irgendeinem Punkte muß sie und mit ihr die familiären und Erbpsychosen ihren Ursprung nehmen. Auch diese Seite des Entartungsproblems, die zugleich die sozusagen *Neuschöpfung* von Psychosen beleuchten würde, ist noch ungelöst. Schädigungen des Keims durch sogenannte Keimgifte wurden seit langem als Hauptquellen der Entartung angesehen, und insbesondere die ausschlaggebenden Zivilisationsschädlichkeiten, die Syphilis und der Alkohol, werden auch heute noch als die Kräfte wissenschaftlich anerkannt, welche das gesunde Leben auch geistig an seinem Ursprung vergiften. Freilich haben systematische Untersuchungen an der Nachkommenschaft von Alkoholisten und Syphilitikern (speziell Paralytikern) gezeigt, daß der degenerierende Einfluß dieser vermeintlichen Keimgifte bei diesen Abkömmlingen durchaus nicht so sicher nachweisbar ist, wie man es bisher ohne weiteres anzunehmen geneigt war, indem man irgendein paar Erbtafeln zum Beweise heranzog, die einen Überblick über die geistig und sozial minderwertige Nachkommenschaft einzelner Trinker und dergleichen gaben. Man hat auch andere Momente: zu jugendliches oder zu hohes Alter der Erzeuger, zu große Altersunterschiede zwischen ihnen und dergleichen als Entartungskräfte herangezogen, und auch hierfür sind diejenigen, die es behaupten, den zwingenden Beweis schuldig geblieben. So wird man sich vorerst mit der Tatsache begnügen müssen, daß es sprunghaft auftretende ungünstige Keimabwandlungen — Mutationen — gibt, die im Sinne einer Verschlechterung des geistigen und körperlichen Typus beim Menschen sich auswirken und mit denen irgendwie eine besondere Anlage zu Erbpsychosen verkoppelt ist. Dazu darf man als wahrscheinliche Erklärung vielleicht noch die Annahme heranziehen, daß irgendein Zusammentreffen nicht zusammenstimmender Keimformen, eine Keimdisharmonie und Keimfeindschaft, jenes Abgleiten in pathologische Anlagetypen herbeiführt. Welche Bedeutung es hätte — und nicht nur wissenschaftlich, sondern auch für das reale Leben —, wenn es gelänge, diese Quellgründe eindeutig aufzuspüren, wo zum ersten Male im Laufe der Generationen erbliche Geisteskrankheiten sich herausbilden, brauchen wir nicht erst breit auszuführen.

Doch ist es hier nicht unsere Aufgabe, ständig weitausschweifende Ausschau auf umfangreiche Zeiträume und ganze Generationsreihen und Familienkreise zu halten. Die Psychose ist letzten Endes eine Lebenserscheinung des Einzelindividuums, und so kehren wir denn zu dieser als dem Näherliegenden wieder zurück. Wir knüpfen dabei nochmals an die Erbgrundlagen der Psychose an.

Konstitution und Geistesstörung.

Auf der Erblichkeit erhebt sich, aus Erbbausteinen setzt sich zusammen, was wir ganz allgemein die krankhafte Erb- und Familienanlage nennen und was sich speziell in bezug auf die Psychose als die erb- und anlagemäßige Bereitschaft zu Geisteskrankheiten, als die angeborene Neigung zu bestimmten seelischen Störungen, die Disposition zu psychopathischen Reaktionen usw. darstellt. *Anlage* und *Familienanlage:* Was damit gemeint ist, das wird nun freilich mit dieser allgemeinen Bezeichnung nur sehr unbestimmt gefaßt, aber es schwebt doch durchaus nicht so völlig verschwommen als ein unstoffliches Etwas in der Luft, es hat vielmehr seine besondere stoffliche, körperliche Grundlage, liegt im Körper selbst und seiner Organisation begründet und verankert. Dieses allgemeine körperliche Fundament für die Anlagen hat man nun — nicht zum wenigsten wegen seiner grundsätzlichen Bedeutung für den Ursprung gewisser Erkrankungen — in der Medizin besonders herausgehoben und mit besonderem Namen als *Konstitution* gekennzeichnet. Durch Zurückgreifen auf eine besondere (körperliche) Konstitution wird speziell und grundsätzlich die Eigenart der familiären und Anlagekrankheiten des Körpers zu klären gesucht. Dieser Aufgabe müssen wir uns nun auch für das Gebiet der Psychosen und zum weiteren Verständnis der Psychosen unterziehen. Die Frage lautet also: Wie steht es eigentlich mit dem Zusammenhang zwischen körperlicher Konstitution und Geistesstörung und mit dem konstitutionellen Ursprung von seelischen Krankheiten und Krankheitserscheinungen überhaupt?

Zunächst: Was hat es eigentlich mit dieser Konstitution Besonderes auf sich? Nun, Konstitution ist für uns die allgemeine Organisation, die körperlich-seelische Gesamtverfassung des Menschen, die speziell der Entwicklung, der Formbildung sowie der Funktions- und Reaktionsweise der Persönlichkeit in körperlicher wie seelischer Hinsicht zugrunde liegt: Die besondere Schwächlichkeit oder Kräftigkeit des Körpers, die feingliedrige Zartheit oder grobe Plumpheit der Körperformen, die verzögerte oder überstürzte körperlich-seelische Entwicklung, weiter die besondere Art, Außenreize physisch oder psychisch zu beantworten, die Überempfindlichkeit oder Widerstandskraft gegenüber körperlichen oder seelischen Schädigungen, die Neigung, in bestimmte körperliche oder seelische Krankheiten zu verfallen: dies alles und noch vieles andere mehr, was uns die Eigenart der Person und ihr Verhalten im Rahmen der Gesundheit und Krankheit verständlich macht, ist eindeutiger, wenn auch verschieden gerichteter Ausdruck einer bestimmten Konstitution.

Wir können von dieser Konstitution noch nicht allzuviel Bestimmtes aussagen, so sehr wir auch ihre Existenz und ihre Wirksamkeit im normalen wie kranken Lebensgeschehen anerkennen müssen. Sicher ist aber doch so viel, daß sie im Körpergesamt verwurzelt ist, daß sie sehr zusammengesetzt ist, daß die verschiedensten Organe und Organverrichtungen an ihr Anteil haben, und daß insbesondere jene körperlichen Bestandstücke an ihr beteiligt sind, die überhaupt eine bedeutsame Rolle im Organismus, im Körperhaushalt spielen und weitreichende Wirkungen im Körper- und Seelenleben entfalten. Das gilt einmal — wie nicht anders nach früher angeführten Erfahrungen zu erwarten — vom Blutdrüsensystem, das mit seinen Hormonen vielseitig in körperlichen wie seelischen Bezirken sich auswirkt: Diese einzelnen Wirkstoffe, die beispielsweise von den Geschlechtsdrüsen, der Schilddrüse usw. ausgehen, bestimmen — man stelle sich etwa den durch das Pubertätsalter oder die weibliche Geschlechtseigenart festgelegten Konstitutionstyp vor — in gleicher Weise sowohl die körperlich-seelische Entwicklung, wie den Körperbau und die Körperform, wie die seelische Wesensart nach Temperament, Gefühls- und Triebleben, wie endlich die ganze körperlich-seelische Reaktionsweise. Einen gleichfalls ausschlaggebenden Anteil an der Konstitution hat zum anderen das zentrale Nervensystem, und insbesondere ist hier neben andern Teilen der den grundlegenden Lebensvorgängen dienende Abschnitt: das Stammhirn mit dem Lebensnervensystem (neuro-vegetative System) bedeutsam: Als Zentrale sowie als Kontroll- und Regulierorgan für die einzelnen Lebensverrichtungen wirkt es zugleich besonders bestimmend auf das körperlich-seelische Zusammenspiel, die verwickelten seelisch-körperlichen Zusammenhänge, die in den Lebensvorgang maßgebend verflochten sind.

Diese Konstitution bildet nun — das erkennen wir ohne

weiteres schon aus ihren eben angedeuteten Eigenheiten —
einen bedeutsamen Bestandteil der Persönlichkeit. Sie bildet
weiter — auch das ist uns nun schon zur Genüge vertraut —
das wesentliche körperliche Substrat für die Anlagen — fami-
liäre und sonstige Anlagen. Und wenn wir die Konstitution
nun — wie es wohl berechtigt ist — an Stelle der psychischen
Krankheitsanlagen in die inneren Bedingungen der Psychose
einsetzen, so lernen wir diese selbst oder wenigstens bestimmte
ihrer Krankheitsarten von einer neuen Seite als *konstitutio-
nelle Störungen*, als *Konstitutionskrankheiten* kennen.

Um Irrtümern aus dem Wege zu gehen, müssen wir uns
dabei vorweg über das *grundsätzliche Verhältnis von Konstitution und Psychose* klar sein; es ist im Grunde nicht viel
anders als das von (Erb-) Anlage und Psychose. Zunächst:
Pathologische Konstitution bedeutet auch im Bereich der
Geistesstörungen im allgemeinen nur Krankheitsbereitschaft,
nicht aber die Krankheit selbst oder auch nur ein abge-
schwächtes Stück Psychose. Die schizoide Konstitution, die
wir der schizophrenen Geistesstörung zugrunde legen, ist
so wenig eine leichte Schizophrenie, wie die zur Tuberkulose
disponierende Körperverfassung etwa eine Art milder tuber-
kulöser Erkrankung ist. In der Konstitution liegt zwar die
Geisteskrankheit begründet, aber sie selbst ist nur ein Zustand der Krankheitsgefährdung, und auch hier braucht
(ebenso wie bei der Anlage) der Übergang von der Bereitschaft der Konstitution zur Realität der Krankheit überhaupt nicht im ganzen Leben zu erfolgen, oder er braucht
erst zu einem bestimmten späteren, für die Krankheit charakteristischen Termin einzutreten, und erst unter dem Einfluß
gewisser körperlicher oder seelischer Mobilisationskräfte, wie
wir sie schon früher als auslösende Momente für die endogenen Psychosen (nicht als ihre eigentlichen Ursachen)
kennengelernt haben. Es widerspricht daher auch durchaus
nicht ihrem anerkannten Charakter als Konstitutionspsycho-
sen, wenn wir selbst von wissenschaftlicher Seite im Hinblick
auf solche die Krankheit aktivierende Hilfskräfte gelegentlich
die Hysterie etwa als Entwicklungspsychose, die Schizophrenie
als Pubertätspsychose oder auch als Wochenbettpsychose, das

manisch-depressive Irresein auch einmal als Menstruations-
psychose und anderes mehr bezeichnet finden.

Gehen wir nun für die *einzelnen psychischen Krankheitsarten* näher auf das Verhältnis von Konstitution und Psychose ein, so tritt uns ein Phänomen immer wieder eindrucksvoll entgegen, das wir nach dem oben Gesagten freilich auch
erwarten mußten: die Vielseitigkeit, mit der die Konstitution
in die einzelnen Lebenssphären ausstrahlt, in ihnen sich auswirkt, nämlich nach außen in der Körperform, in dem
äußeren „Habitus", nach innen in der seelischen Wesensart,
in Temperament und Charakter und schließlich nach dem
Pathologischen hin in der Geisteskrankheit. Diese Vielseitigkeit ihrer Ausstrahlungen bringt es so mit sich, daß die Psychose zugleich in ebenso viele innere Beziehungen und Verbindungen von grundsätzlicher Bedeutsamkeit gebracht wird.
Um es kurz auf eine Grundformel zu bringen, heißt das: Bei
diesen *konstitutionell bedingten Psychosen* besteht ein *ge-
setzmäßiger Zusammenhang zwischen der Körperform* auf
der einen Seite, der *seelischen Eigenart* auf der andern, der
geistigen Krankheitsart auf der dritten.

Wir veranschaulichen uns diesen auf den ersten Blick über-
raschenden Sachverhalt an denjenigen Psychosen, an denen
er zuerst erkannt und am weitgehendsten nachgeprüft wurde.
Es sind bezeichnenderweise wieder die beiden Hauptrepräsentanten der von innen her verursachten Geistesstörungen:
das manisch-depressive Irresein und die Schizophrenie. In
einfachster Formulierung lassen sich hier die Zusammenhänge so ausdrücken: Bei den Trägern der manisch-depressiven („zyklothymen") Konstitution finden sich zusammen:
auf der Körperseite eine besondere, mit einem Worte gesagt:
rundliche Körperform, auf der seelischen Seite eine gemüt-
volle, harmonisch ausgeglichene Charakterart und auf der
Krankheitsseite eben die charakteristische manisch-depressive
Gemütskrankheit mit ihren pathologischen Stimmungsaus-
schlägen. Bei der schizoiden Konstitution ist diese Zusam-
menordnung und dieser Zusammenhang weniger eindrucksvoll und auch weniger durchsichtig und sicher. Hier treffen
gewöhnlich zusammen: körperlich vor allem ein schwächlich-

zarter, schmalgliedriger oder unterentwickelter Körperbau
(eine „asthenische" und „hypoplastische" Körperverfassung),
seelisch eine disharmonisch-unausgeglichene, in sich gespaltene Wesensart und pathologisch die Spaltungspsychose
der Schizophrenie. Ähnliche Parallelerscheinungen kommen
auch für andere Störungen, so für die Epilepsie und die
Hysterie, in Betracht, was im einzelnen darzustellen hier nicht
beabsichtigt ist, da die Zusammenhänge noch strittig sind.
Worauf es hier ankommt, ist ja auch nur die allgemeine
Feststellung, die zugleich die Wesensart der Psychose beleuchtet: daß im Zentrum der menschlichen Persönlichkeit
eine bestimmte Konstitution steht und diese nun selbst wieder nach verschiedenen Richtungen: nach der Körperform,
der seelischen Wesensart und der psychischen Krankheits-
eignung und -neigung hin, auszustrahlen pflegt.

Indem hiermit die Psychose in die Gesamtorganisation
der Persönlichkeit eingefügt, in den Zusammenhang von
Körper und Seele mit eingereiht wird, ergeben sich für sie
in entsprechenden Fällen bedeutsame charakteristische *Ver-
flechtungen*: Die Körperform weist auf eine bestimmte seelische Eigenart und psychische Krankheitstendenz hin, die
Krankheit umgekehrt auf eine bestimmte körperliche und
seelische Organisation zurück, und Körper, Seele wie Geisteskrankheit spiegeln jedes in seiner Art und von einer besonderen Seite her die Konstitution der Persönlichkeit wider.
Noch populärer gesprochen und den Mund etwas voller genommen: In gewissem Umfange kann man, soweit diese
Konstitutionstypen in Betracht kommen, der Person halbwegs
von außen ansehen, zu welcher Psychose sie hinneigt, oder
auch umgekehrt: Aus der Natur der vorliegenden Geisteskrankheit kann man halbwegs erschließen, mit was für einer
Art Mensch man es zu tun hat. Das gilt insbesondere für gewisse Fälle (nicht für alle) von zyklothymer Konstitution
und von manisch-depressivem Irresein. Hier erhebt sich die
charakteristische Geistesstörung so unmittelbar auf dem bezeichnenden Untergrund, dem Mutterboden der zyklothymen
Konstitution, wächst aus der charakteristisch geprägten seelischen Durchschnittsverfassung — einer manisch oder de-

pressiv gefärbten Gemütsbeschaffenheit — heraus, daß sie
einen bloßen, ins Exzessive gehenden und damit ins Krankhafte übertriebenen Pendelausschlag der gewöhnlichen Grund-
verfassung darstellt. Das ist die reinste Form einer Verflechtung zwischen Konstitution und Psychose, die denkbar
ist; sie ist aber auch die seltenere. Im Gros der Fälle geht
der Zusammenhang weder so weit noch so tief. Insbesondere
findet man bei vielen Geistesstörungen, daß die Konstitution
überhaupt nicht das eigentliche Wurzelgebiet für die Erkrankung ausmacht, diese vielmehr einen ganz anderen Ursprung hat. Die Konstitution liefert nur der sonstwie anders
verursachten Geistesstörung besondersartige Beiträge, gibt
für sie charakteristische Krankheitseinschläge: Eine Alkoholpsychose erhält etwa von der schizoiden Konstitution des Erkrankten her eine besondere Färbung des Krankheitsbildes
durch den Einschlag zerfahrener Wahnbildung, eine Paralyse
bekommt von einer zyklothymen Konstitution ihre besondereAb-
laufsform im Sinne periodischen Verlaufs und ähnliches mehr.
Im übrigen sind es nicht die pathologischen Konstitutions-
eigenheiten allein, die ihren bestimmenden Einfluß auf die
Geistesstörung geltend machen. Auch sonstige natürliche,
„*physiologische*" und allgemein menschliche mischen sich
ein, wie sie etwa durch die Konstitutionseigenart des Alters-
oder des Geschlechtstypus, des Stammes- oder Rassentypus
gegeben sind. So führt man eine gewisse Einförmigkeit und
Armut der psychischen Krankheitsbilder bei Kindern wie auch
bei manchen niederen Volksstämmen auf die primitive Persön-
lichkeitsstruktur des Kindes und gewisser Rassen zurück, und
ebenso leitet man die unverkennbaren häufigen Erregungs-
erscheinungen im Bilde weiblicher Psychosen von dem vorherr-
schenden Gefühlsanteil in der weiblichen Persönlichkeitsstruk-
tur ab. Ähnlich haben süddeutsche Irrenärzte die häufigen
schweren melancholischen Zustände bei der schwäbischen Be-
völkerung in Zusammenhang mit dem diesem Volksstamm eigenen schwerblütigen Naturell gebracht. Doch sind dies Dinge, die
noch einer gründlichen Durchforschung bedürfen. Sie weisen
überdies schon über die Konstitution hinaus auf Sonderzusam-
menhänge, die ein selbständiges Kapitel beanspruchen können.

Charakter und Geistesstörung.

Mit der Konstitution waren wir — das wurde uns ja ständig bewußt — schon ganz unmittelbar an den Träger der Psychose, die menschliche *Persönlichkeit* selbst, herangerückt, und zwar war es vor allem ihre biologische Organisation, ihre naturhaft-körperliche Verfassung, die sich in der Konstitution und von ihr her geltend machte und sich in ihrem inneren Zusammenhang mit der Geistesstörung darbot. Es hieße sich nun aber einer unerhörten Einseitigkeit gerade gegenüber den Psychosen schuldig machen, wenn man sich auf der Suche nach ihren Grundlagen und Bedingtheiten nun noch weiter damit begnügte, nur die Konstitution und damit im wesentlichen die körperliche Seite der menschlichen Persönlichkeit heranzuziehen. Damit würde man der *psychischen* Persönlichkeit, der seelischen Eigenart des Trägers der Geistesstörung und ihrem Anteil am Aufbau der Psychose durchaus nicht gerecht. Dabei gehört es zu den Hauptfragen aller Irrenkunde, wieweit und in welcher Weise gerade die psychische Persönlichkeit und die Geisteskrankheit innerlich zusammenhängen, wieweit die Psychose in der seelischen Eigenart des Erkrankten ihre Wurzeln hat. Hier gilt es nun weiter auszuholen, zumal gerade auf diesem Gebiete laienhafte Vorurteile, gefühlsmäßige Fehlanschauungen und psychologischer Aberglaube aller Art seit langem aller Erklärung entgegengestanden haben.

Wir fassen, um uns leichter zu verständigen, die seelische Eigenart des Menschen kurz und bündig im *Charakter* zusammen und verstehen darunter ganz grob einfach die besondere seelische Reaktionsweise, die dem einzelnen eigen ist und die seine persönliche Art des Erlebens und der Stellungnahme zu Menschen und Dingen bestimmt und kennzeichnet. Dieser Charakter ist in der Hauptsache in der allgemeinen psychischen Anlage vorgebildet und ist insbesondere in Grundlagen und Hauptumrissen erblich angelegt und festgelegt. Zum geringeren Teil ist er im Laufe des Lebens erworben, durch Umwelt und Lebensschicksale von außen her geformt, abgeändert und ausgestaltet. Es versteht sich nun für die naive Betrachtung von selbst, daß der Boden, auf dem sich die Geistesstörung erhebt — nämlich die psychische Persönlichkeit —, auch entsprechenden Einfluß auf die Erkrankung ausüben muß, und so wäre es mehr als verwunderlich, wenn gerade der Zusammenhang von Charakter und Psychose nicht zuerst dem betrachtenden menschlichen Geiste sich aufgedrängt hatte und von ihm anerkannt worden wäre. In der Tat hat dieser Zusammenhang immer wieder eine besondere Rolle in psychiatrischen Anschauungen — und zwar zu den verschiedensten Zeiten — gespielt.

Wir gehen nun nicht bis zu längst verflossenen Epochen zurück, wie etwa jene mittelalterlichen, wo die Psychosen und ihre Äußerungen auf bestimmt gekennzeichnete Wesen wie die Dämonen zurückgeführt wurden. Immerhin leuchtet das Prinzip, auf das es uns hier ankommt, auch noch durch diese Verzerrungen durch: In alten Darstellungen des Hexenglaubens, zum Beispiel in jener Chronik, welche die Besessenheitsepidemie der Nonnen des Klosters von Loudon aus dem 17. Jahrhundert schildert, kann man nachlesen, wie speziell die hysterischen Psychosen — um solche handelte es sich hier — mit Wesenseigenschaften sowohl der vermeintlichen Urheber der Besessenheiten: der Dämonen, wie noch mehr der von ihnen Befallenen, in Zusammenhang gebracht wurden. Da waren es nicht weniger als sieben verschiedene Dämonen, die speziell die Hauptbetroffene, die Schwester Jeanne, bearbeiteten; dabei bediente sich jeder von ihnen je nach seiner persönlichen Eigenart der besonderen Leidenschaften der Befallenen und brachte damit bei ihr wechselnde charakteristische Äußerungen der Verhexung — in Wirklichkeit der Hysterie — hervor. Wir begnügen uns vielmehr, gleich auf die Anfangsstadien der eigentlichen Psychiatrie zurückzugreifen, deren Anschauungen, von spekulativen Einschlägen durchsetzt, etwa bis zur Mitte des 19. Jahrhunderts anhielten. Diesen alten Psychiatern war die übliche Laienauffassung von dem Ursprung der Psychosen aus dem Charakter durchaus geläufig, sie erkannten sie durchaus an und gingen so weit, in den Geistesstörungen überhaupt Steigerungen, Übertreibungen, Exzesse bestimmter Charakterartungen zu sehen. So belehrt uns etwa der Je-

nenser Professor Kieser in seiner Prorektoratsrede vom
Jahre 1848 darüber, daß Leidenschaften und Affekte vor-
züglich als Ursachen der Geistesstörung zu betrachten seien
(im einzelnen behandelt er dann dementsprechend den Hoch-
mut, die Habsucht, den Ehrgeiz usw. in ihrer ursächlichen
Krankheitsbedeutung). Ähnlich leitete der Berliner Irrenarzt
Ideler die Geisteskrankheiten aus gewucherten Leidenschaften ab, und Heinroth, Professor in Leipzig, führte in
gleicher Weise, nur noch mit ausgesprochenem moralisieren-
dem Einschlag, die Psychosen speziell auf moralische Wesens-
mängel, auf sündhafte Ausschweifungen und andere Sünden
zurück.

Nun, das alles war natürlich zu primitiv, zu spekulativ gesehen, mit Augen, die von einer vorurteilsvollen (philosophi-
schen) Auffassung vom Wesen der Psychose getrübt waren.
Solche von der Erfahrung wenig gestützten und auch sonst
mangelhaft begründeten Anschauungen ließen sich naturgemäß nicht halten; und so fielen sie der ersten gründlichen
Generalreinigung zum Opfer, welche die uns schon bekannte
neueinsetzende empirisch-naturwissenschaftliche Betrachtung
an allen anerkannten Inventarstücken der bisherigen Irrenheilkunde vornahm. Wir folgen hier diesem kritischen Rei-
nigungsvorgang im einzelnen nicht weiter, wir werden ihn
sowieso bald noch einmal in einem anderen — sachlich ähnlichen — Zusammenhang beleuchten. Es genügt hier zu
sagen: Es wurde gründlich aufgeräumt, dermaßen, daß es
schließlich als Selbstverständlichkeit galt, die Psychose habe
mit dem Charakter überhaupt nichts zu schaffen. Aber auch
dies erwies sich als eine Übertreibung, nur nach der Gegen-
seite hin. Die Wahrheit liegt — diese Banalität hat die spätere nachprüfende irrenkundliche Forschung erwiesen — tatsächlich in der Mitte. Das heißt: Der Charakter ist im allgemeinen weder allein grundlegend oder ausschlaggebend für
die Geistesstörung, noch ist er für sie völlig belanglos. Aber
die Zusammenhänge zwischen Charakter und Psychose sind
nicht so einfach, so eindeutig, daß sie wie früher auf eine
einzige kurze bequeme Formel gebracht werden können. Der
Versuch, den Anteil des Charakters bei den verschiedenen

Psychosearten herauszuschälen, zeigt insbesondere, daß seine
Beteiligung je nach der Krankheitsform in Art, Umfang und
Bedeutung wesentlich variiert.

Zunächst: Es gibt seelische Krankheitsarten — dem Laien,
für den wirkliche Geistesstörung immer noch das Gepräge
des Verrückten tragen muß, gelten sie allerdings nicht als
solche —, bei denen die Charakterabartigkeit zugleich das
Wesen der geistigen Störung ausmacht, Geisteskrankheit und
Charakter sich einfach decken. Es sind dies die schon genannten *psychopathischen Persönlichkeiten.* Diese psychisch
abnormen Persönlichkeitstypen kann man mit gutem Recht,
ohne den Tatsachen Gewalt anzutun, einfach als *Charakter-
krankheiten* abstempeln, und ihre einzelnen Spielarten: alle
diese konstitutionell Verstimmten, Übererregbaren, Haltlosen,
Willensschwachen, Phantasten, Hysteriker, sexuell Perversen
und wie sie sonst heißen mögen, die unerkannt oder wenigstens ohne psychiatrische Etikette sich im Alltagsleben be-
wegen: sie können als ebenso viele Charakterkrankheits-Spiel-
formen gelten. Ihre „psychopathischen Reaktionen" — jene
an ihnen zu beobachtenden pathologischen Reizbeantwortun-
gen, die die Irrenkunde als besondere Krankheitszustände
hinstellt — sind im Grunde nichts weiter als krankhaft über-
steigerte Charakteräußerungen, die durch Umweltreize ausgelöst sind.

Verhältnismäßig einfach zu übersehen sind weiter auch die
Zusammenhänge zwischen Charakter und Psychose, auf die
wir eben bei den *Konstitutionen* gestoßen waren. Hier fand
die biologische Organisation, die in der Persönlichkeitsbreite
in einer bestimmten Charaktereigenart sich auswirkte, zugleich im pathologischen Rahmen in einer bestimmten Psychose ihren Ausdruck. Wir erinnern noch einmal speziell an
die Feststellungen im Bereich der zyklothymen Konstitutionen. Da erwuchs aus einer bestimmten seelischen Wesensart:
aus einem seelisch gehobenen, erregten oder seelisch gedrück-
ten gehemmten Temperament, unmittelbar die entsprechende
„Temperamentspsychose" des manisch-depressiven Irreseins
in einem Übergang, der gelegentlich so fließend ist, daß sich
die Grenze gar nicht festlegen läßt, wo der eigentliche Cha-

rakter aufhört und die Psychose beginnt. Die Psychose ist in solchen Fällen in der Hauptsache tatsächlich das, was sie nach jenen veralteten Anschauungen immer sein sollte: eine Steigerung und Verstärkung vorhandener Charaktereigenheiten.

Nun sind freilich diese Fälle die Ausnahme, die unserem Erklärungsbedürfnis mit einer so bequemen Formel: die Psychose ein bloßer Ausfluß der Charakteranlage, ein bloßer Auswuchs der Charakterartung, entgegenkommen. In anderen Fällen sind die Zusammenhänge, selbst wenn sie an sich ähnlich geartet sind, doch verwickelter und daher undurchsichtiger. Es pflegen nämlich dann noch weitere krank machende Hilfskräfte und Zwischenglieder im Spiel zu sein. Besonders eindringlich tritt dies bei der Hauptvertreterin der Wahnpsychosen, bei der *Paranoia,* hervor. Auch diese Psychose hat ihre Hauptwurzel in einem besonderen abartigen Charakter: einem sensitiv-überempfindlichen oder mißtrauischen beim Beeinträchtigungswahn, einem übermäßig selbstgefälligen, übertrieben selbstbewußten beim Größenwahn.

Auf diesem charakterologischen Keimboden pflegt aber die Wahnbildung erst dann aufzusprießen und weiterzuwachsen, wenn bestimmte weitere Nährkräfte hinzutreten. Diese können gelegentlich biologischer Natur sein: Das Rückbildungsalter kann beispielsweise eine solche Hilfsrolle übernehmen. In der Hauptsache sind sie aber psychologischer Art. Gewisse seelische Lebenseinwirkungen: Erlebnisse, Milieu- und Situationseinflüsse erregender Art mobilisieren und steigern das wahngeneigte Mißtrauen, die zum Größenwahn bereite Selbstüberschätzung. Die so erzeugte Geisteseinstellung läßt alle weiteren Eindrücke, Erlebnisse und Erfahrungen in wahnhaftem Sinne verarbeiten, und die immer von neuem einwirkenden Einflüsse der Lebensumwelt geben der wachsenden Wahnbildung immer neue Nahrung. So bildet sich erst aus dem Zusammenspiel, der ständigen Wechselwirkung einer paranoischen Charakteranlage und entsprechender Umwelteinflüsse die Wahnpsychose heraus, um vermittels des gleichen Zusammenspiels weiterzuwachsen.

Schon diese Erfahrungen dürften ausreichen, um unsere

Anschauung vom Wesen der Psychose durch eine neue Nuance zu bereichern. Dabei findet zugleich die altehrwürdige Erkenntnis vom „ethos daimonion", vom *Charakter als Schicksal*, von der Geisteskrankheit her eine eigenartige Beleuchtung und Bestätigung.

Doch ist mit dieser Feststellung, daß in gewissen Fällen die persönliche Eigenart, der Charakter, unmittelbar unter den ursächlichen Bedingungen für die Entstehung der Psychose zu treffen ist, noch lange nicht alles erledigt und erschöpft, was uns an Zusammenhängen zwischen seelischer Störung und Charakter begegnet. Was sich uns bisher aufdrängte, war ja nur das Eindringlichste und Eindrucksvollste, worauf wir besonderes Gewicht legen mußten, da die naturwissenschaftliche Irrenkunde mit ihrem ständigen Kreisen um die Geisteskrankheit als Gehirnkrankheit nur zu sehr darüber hinwegzusehen geneigt war. Im übrigen aber greift die psychische Persönlichkeit mit ihrer Eigenart und ihren besonderen seelischen Tendenzen noch viel mannigfaltiger in das Geflecht der Geistesstörung ein, ist der Charakter noch weit vielseitiger in ihr Gewebe verflochten: Verknüpfungen, die unverkennbar sind, wenn man sie nur zu sehen weiß. Das ist freilich erst möglich, wenn man bei den Nachforschungen für einige Zeit einmal davon absieht, immer „anatomisch" zu denken und nach stofflichen Hirnveränderungen zu suchen, und wenn man statt dessen, was nahe genug liegt, an die psychische Störung auch einmal mit rein psychologischer Blickweise herangeht.

Um möglichst alles einzufangen, was hierhergehört, müssen wir nun weiter ausgreifen und Dinge heranziehen, die man sonst gemeinhin mit der Geisteskrankheit nicht in Verbindung zu bringen pflegt. Vor allem: Die Psychose überfällt einen nicht wie ein harmloser Hautausschlag oder dergleichen, der an den inneren Menschen nicht herankommt. Sie trifft vielmehr den Menschen als lebendiges Wesen: als ein empfindendes, fühlendes, denkendes, wollendes, handelndes. Wie nun von anderen Eindrücken, Erfahrungen, Erlebnissen, Erschütterungen, so wird der Geisteskranke auch von dem Geschehen der eigenen geistigen Erkrankung und von

den mit ihr verbundenen Vorgängen und von ihr ausgehenden
Reizen, Anregungen und Beunruhigungen entsprechend berührt, erregt und betroffen und wird veranlaßt, sie verstandesmäßig zu verarbeiten, gesinnungsmäßig aufzunehmen,
gefühlsmäßig zu beantworten, willensmäßig dazu Stellung zu
nehmen: ein Sachverhalt, den wir beiläufig schon in anderem
Zusammenhang andeuteten mit dem Hinweis, daß wir im
seelischen Krankheitsbilde neben den eigentlichen Grund-
und Kernerscheinungen, die der Krankheit selbst entstammen,
als gleichberechtigt solche antreffen, die, kurz gesagt, *Per-
sönlichkeitsreaktionen* darstellen. Mag drum der psychische
Krankheitsprozeß wie immer entstanden sein, mag er selbst
durch bloße äußere Zufälle: eine Infektionskrankheit, eine
Vergiftung, eine Kopfverletzung oder ähnliches, verursacht
sein, in jedem Fall spielt er sich im Innenleben, im seelischen Wirkungsbereich der erkrankten Person ab. Sie selbst
nimmt mit ihren psychischen Eigenheiten daran teil (sofern
sie nicht völlig in ihrem seelischen Leben zerfallen und zer-
stört ist); sie wird von der geistigen Krankheit in bestimmter
Weise beeinflußt und übt umgekehrt rückwirkend in ihrer
Weise einen bestimmten Einfluß auf diese aus. Wie die
Person im einzelnen geartet ist, so reagiert sie auf das Geschehnis der Psychose und auf die Erlebnisse in der Psychose, und ihre Gefühlseigenheiten, ihre Stimmungsart, ihre
Affekte und Leidenschaften, ihre Neigungen und Abneigungen, ihre Denkweisen, ihre Phantasieregungen samt allem,
was daraus an Anschauungen und Wertungen, an Idealen
und Zielsetzungen, an Strebungen und Willenstendenzen
hervorgeht und was der Persönlichkeit das individuelle Gepräge aufdrückt: kurz und gut, die ganze psychische Individualität antwortet sozusagen höchstpersönlich auf die Fragen, die von der Krankheit gestellt werden. Sie gibt den Vorgängen der Psychose, den Sinnestäuschungen, dem traumhaften Truggeschehen den besonderen Inhalt, bestimmt die
Richtung, die die Fehlgedanken des Wahnes zu nehmen
haben, färbt die abnormen Gefühlszustände wie die pathologischen Erlebnisweisen, gestaltet die Ausdruckserscheinungen
und die Handlungsweisen, die in deren Gefolge sich ein-

stellen. Speziell auch die Wesenszüge der psychopathischen Charaktere, die an sich ja wegen ihrer pathologischen Erbkonstitution zu gewissen Geistesstörungen besonders disponiert sind, wirken sich in der Psychose oft weitgehend aus, so daß etwa die phantastischen Neigungen einer psychopathischen Hochstaplernatur in entsprechend phantastischen Wahnideen ihrer hirnsyphilitischen oder paralytischen Erkrankung wiederkehren.

Natürlich gilt das nicht für alle Psychosen in gleichem Maße. Die akuten Geistesstörungen beispielsweise, die akuten Phasen der chronischen Erkrankungen lassen schon wegen des stürmischen Verlaufs und der schweren Störung der seelischen Ordnung dem Einfluß der persönlichen Charaktertendenzen wenig Raum; um so leichter können dafür die seelischen Triebkräfte der Persönlichkeit bei den langsam verlaufenden, über Jahre sich hinstreckenden Psychosen zu charakteristischer Geltung kommen. Besonders bei paranoischen, aber auch bei schizophrenen Krankheitsverläufen, die dauernd mit erhaltener Besonnenheit einhergehen, kann man dergleichen verfolgen. Hier kann selbst die Art, wie die Person sich mit dem Leben, seinen Ereignissen, seinen Erschütterungen, seinen seelischen Belastungen auseinandersetzt und mit ihnen fertig wird, bis ins psychotische Geschehen mit hineinspielen: Ob sie sich passiv: leidend und verzichtend, oder aktiv: ankämpfend und überwindend, oder schließlich feig ausweichend: durch Selbsttäuschungen sich sichernd dem Leben gegenüberstellt: dies alles findet dann auch in der psychischen Krankheit selbst: in einzelnen Krankheitsäußerungen, ja gelegentlich sogar in der ganzen Krankheitsgestaltung, seinen mehr oder weniger bezeichnenden Niederschlag: Nüchterne Klarheit des Denkens als Wesenseigenheit bringt den einen Kranken dazu, die Erzeugnisse seines Wahns allmählich zu korrigieren; Hang zu illusionären Selbstvorspiegelungen und zu bequemer Selbsttäuschung bedingt umgekehrt bei dem andern, daß er an der Scheinwelt seiner Größenideen unverändert festhält und, gegenüber der Wirklichkeit sich abkapselnd, in ihr ein Scheinleben führt. Die charakterliche Neigung, Unangenehmes einfach dadurch

zu erledigen, daß man es nicht wahrhaben will, führt den
dritten in der Geistesstörung dahin, ganze unlustbetonte
Gedanken- und Erinnerungskreise aus dem Bewußtsein zu
verdrängen. So und ähnlich wirkt sich in vielfältiger Weise
die Charaktereigenart in der Psychose aus; Grund genug,
so manches, was wir an eigenartigen seelischen Krankheitszeichen in Form von befremdenden geistigen Haltungen und
Einstellungen zur Umgebung bei den verschiedensten Psychosen antreffen, daraufhin zu prüfen, ob es nicht etwa bloß
ein besonderes *psychisches Mittel* ist, sich auf irgendeine
Weise — sei es durch Ablehnung der natürlichen Umwelt
oder auch durch Abwenden vom Krankheitserleben, sei es
durch Aufgehen in einer unrealen Phantasiewelt oder durch
Neubau des vom Wahn erschütterten bisherigen persönlichen
Weltbilds und ähnliches mehr — in der psychotisch umge-
wandelten Welt zu behaupten und das Leben in der Psychose
zu meistern. Selbstverständlich darf man hier nun nicht übertreiben, darf bei dieser charakterologisch gerichteten Betrachtung psychotischer Erscheinungen nicht den Blick für
die echten und ursprünglichen Krankheitserzeugnisse, die
jenen charakterbedingten sehr nahekommen können, verlieren. Wir kommen darauf gleich noch einmal zurück. Vorerst nur noch folgendes:

Wenn wir so die *individuellen* Charakterzüge des Geisteskranken sich vielfach in der Psychose durchsetzen sehen, so
kann es uns gewiß nicht wundern, wenn wir in ihr auch
solche charakterlichen Eigenheiten vertreten finden, die *allgemein menschlicher* Natur und daher bei einem jeden anzutreffen sind. Das gilt insbesondere von jenen drei menschlichen Wesensseiten, die mit als die bedeutsamsten Bestandteile einer jeden Persönlichkeit, als wesentliche „Persönlich-
keitskerne" angesprochen werden können; von den um das
eigene *Ich*, um die eigene *Körperlichkeit* und um die *Geschlechtlichkeit* sich bewegenden Wesenszügen. Es gehört
meist nicht viel psychologischer Scharfblick dazu, um im
Rahmen der verschiedensten Geistesstörungen und der verschiedenartigsten Krankheitsbilder gerade diese Gestaltungskräfte und ihre Auswirkungen herauszuerkennen: wie teils

die ständig um das eigene Ich kreisenden Charaktereigenheiten: überstarkes Eigenwert- und Selbstgefühl, Geltungsdrang oder Selbstunsicherheit und Minderwertigkeitsbewußtsein, teils die auf Körperlichkeit und Krankheit bezogenen „hypochondrischen" Neigungen, teils die um Sexualität und erotisches Leben sich bewegenden seelischen Tendenzen je nachdem in wechselnden psychotischen Erscheinungen sich niederschlagen: wie sie den Sinnestäuschungen und Wahnideen, den krankhaften Einbildungen und Phantasieprodukten, den überwertigen Ideen und Zwangsvorstellungen, den pathologischen Traumgeschehnissen und Bewußtseinsstörungen ihren Inhalt geben und wie sie selbst den krankhaften Verstimmungen und Gefühlszuständen, ja auch den besonderen Ausdrucksformen sowie den Handlungen ihre besondere Tönung, ihre Färbung verleihen.

Natürlich tritt dieser Zusammenhang zwischen Charakter und Psychose nicht immer in so klarer und augenfälliger Form hervor, daß er mit Händen zu greifen ist. Das liegt zunächst schon einmal daran, daß die Charakterzüge und die aus ihnen hervorgegangenen Krankheitszüge sich äußerlich nicht einfach glatt decken. Wer etwa bei jedem in der Psychose sich entwickelnden Eifersuchtswahn stets nur auf einen eifersüchtigen Grundcharakter fahndet, kann oft lange und vergeblich suchen, auch wenn dieses Krankheitssymptom charakterologisch bedingt ist. Was diesem Wahn zugrunde liegt, kann ein ganz andersartiger Wesenszug sein: ein mangelhaftes Eigenwertgefühl, ein inneres Gefühl persönlicher Unzulänglichkeit und Minderwertigkeit macht sich etwa in erotischen Beziehungen geltend, und aus diesem Gefühl heraus entwickelt sich nun im Krankheitsfall mit naheliegender psychologischer Folgerichtigkeit die Überzeugung von der Untreue der Geliebten, die wahnhafte Eifersucht.

Wichtiger ist aber noch etwas anderes: Die Geisteskrankheit selbst, die mit ihr verbundenen Störungen der gesamten Seelentätigkeit bringen es mit sich, daß auch die Ausstrahlungen des Charakters in der Psychose vielfach gestört und damit entstellt, verzerrt und unkenntlich werden. Besonders bei der Schizophrenie mit ihren weitgehenden Verschie-

bungen der seelischen Verrichtungen, den Verschrobenheiten
des Denkens, Fühlens und Handelns kommt es von selbst
dahin, daß charakterliche Tendenzen und ihre Niederschläge,
soweit sie überhaupt in die Psychose hineinspielen (es ist
durchaus nicht die Regel), auch entsprechend schizophren
verändert und verzerrt werden. Sie lassen sich schließlich
aus dem verworrenen Krankheitsbilde selbst dann nicht mehr
herauserkennen, wenn sie zeitweise, speziell am Anfang der
Psychose, noch erkennbar waren.

Überhaupt darf man eins nicht vergessen, wenn man die
Frage: Charakter und Psychose, richtig beantworten will:
daß die Geisteskrankheit selbst den Charakter angreift und
verändert, daß sie von sich aus pathologische Charakterzüge
und Charakterformen erzeugt. Ja, es gehört beinahe zum
Wesen der Geistesstörung und durchzieht daher die ganze
Breite ihrer Spielarten, daß sie in erster Linie und mit Vorliebe gerade jene feineren und höheren Gebilde des Menschen erfaßt und schädigt, welche in der psychischen Persönlichkeit zusammengefaßt sind. Ob es sich um eine alko-
holische, eine epileptische, um eine schizophrene oder para-
lytische Psychose handelt, ob die Psychose sonst diese oder
jene Krankheitszeichen aufweist: das Wesentliche und an
dieser Stelle zu Betonende ist, daß zumeist auch das Cha-
rakterbild des Erkrankten eine pathologische Veränderung
erfährt. Das braucht nicht immer so weit zu gehen wie in
den schwersten Fällen, etwa von Paralyse oder Schizophrenie, wo es bis zu einer fast völligen Zerstörung der
Persönlichkeit und zu einem Persönlichkeitszerfall kommt.
Es können — und diese Art Fälle sind für unsere Betrachtung hier sogar viel wesentlicher, weil bei ihnen der Zusammenhang mit dem psychischen Krankheitsprozeß nicht so
in die Augen springt — nur die feineren und höheren Seiten
der Persönlichkeit: das sittliche, ästhetische, religiöse, soziale
Empfinden, die Fähigkeit der Selbstbeherrschung und ähnliches, getroffen sein, es kann der Charakter nur auf ein
etwas tieferes Persönlichkeitsniveau herabsinken, er kann
eine bloße Verflachung oder einen Verlust an Einheitlichkeit
und Geschlossenheit erleiden oder sonstwie eine leichtere (das

heißt, nur vom Standpunkt der Irrenkunde leichtere) Wandlung erfahren. Das gilt insbesondere von dem großen Kreis der eigenartigen Wesenszüge der Schizophrenen: Was in solchen und ähnlichen Fällen an charakterlichen Eigenheiten dem Laien in die Augen fällt und was er nur zu leicht geneigt ist, der ursprünglichen Persönlichkeit, dem Grundcharakter des Erkrankten auf Rechnung zu setzen: solche Wesenszüge, wie etwa Flachheit, Interesselosigkeit, Läppischkeit, Unausgeglichenheit, innere Zwiespältigkeit und andere mehr, das alles pflegt reines Krankheitsprodukt zu sein und hat als solches nichts mehr mit dem Grundcharakter zu schaffen. Es auf diesen zurückführen hieße nur, schon abgestorbene Irrtümer der psychiatrischen Vergangenheit wieder lebendig machen.

Noch anderes ist dazu angetan, den Zusammenhang von Charakter und Psychose zu verwirren. Es ist durchaus nicht immer so, daß die Charakterzüge, die sich im Krankheitsbilde auswirken, dort wieder in der ihnen eigenen Gestalt erscheinen müssen, und daß die von ihnen bestimmten Krankheitsbestandteile also schon äußerlich ihre Herkunft verraten. Gewiß gibt es Fälle, wo dergleichen vorliegt. Die einfachsten und häufigsten sind die, wo bestimmte Charakterzüge — besonders gern psychopathische — unverändert in der Psychose wiederkehren und ihr eine persönliche Note geben. Wir deuteten Ähnliches schon in anderm Zusammenhange an. So können etwa querulatorische Wesenszüge eines Psychopathen das Bild seiner Melancholie, mißtrauisch-paranoide Charakterseiten das Bild seiner Manie bezeichnend färben. Weiter gibt es Fälle, wo die Psychose gewisse von jeher vorhandene Wesenszüge verstärkt und diese dann sogar in deutlicherer Ausprägung als vorher im gesunden Zustande hervortreten. So kann etwa beim Altersschwachsinn die besondere krankhafte Tönung des Verhaltens im Sinne des Geizes, der Eifersucht, des Mißtrauens und dergleichen ihre charakterologischen Ursprungsquellen haben. Aber es gibt auch Fälle — und das ist die Komplikation —, wo dergleichen Charakterzüge nicht im Vorleben erkennbar waren und wo trotzdem ein Zusammenhang mit dem Grundcharakter besteht. Um dies zu verstehen, müssen wir von folgenden allgemeinpsychologischen Tatsachen ausgehen:

Der menschliche Charakter in seiner wirklichen Struktur deckt sich — dies ist ja eine zur Selbstverständlichkeit gewordene Alltagserfahrung — durchaus nicht einfach mit dem äußeren Bilde, das er bietet. Gerade die eigentlichsten und bedeutsamsten Wesenszüge stecken oft genug erst hinter dieser äußeren Fassade und werden von ihr verdeckt. Die Gründe dafür sind nicht schwer zu erkennen: Der Kulturmensch — also die Personen, mit denen wir es in der Hauptsache bei Geisteskrankheiten zu tun haben — bietet sich kaum je so dar, wie er wirklich ist; er neigt von Natur dazu bzw. wird daran gewöhnt und dazu erzogen, im wesentlichen nur jene seelischen Tendenzen zur Geltung kommen zu lassen, die den Forderungen des Lebens gerecht werden und die Billigung der Gesellschaft finden. Was an Charaktereigenheiten: an Affekten, Leidenschaften, Trieb- und Instinktregungen usw. dem widerspricht, das hält er, so gut er kann, sein Leben lang von der Oberfläche fern, hält es gehemmt, beherrscht, unterdrückt und selbst verdrängt in tieferen Schichten seines Wesens verborgen, und so werden weder die anderen noch sogar er selbst mit bestimmten Seiten seines Wesens bekannt, die zwar wirklich existieren, aber eben im Verborgenen ruhen. Nun liegt es im Wesen der Psychose, daß sie die innere Organisation des Menschen — und dazu gehört auch die des Charakters — stört, lockert, aufwühlt. Dadurch werden insbesondere jene seelischen Regulier-, Kontroll- und Hemmungskräfte geschwächt oder gar ausgeschaltet, welche der eben gekennzeichneten Beherrschung und Unterdrückung bestimmter Charakterseiten dienten: Die Psychose aktiviert also gerade diese ruhenden Charakterseiten, läßt gerade die bisher unsichtbaren offenbar werden. So brechen in der Bewußtseinsstörung des epileptischen Dämmerzustandes etwa geschlechtlich perverse Neigungen durch, die dem Wachbewußtsein des Durchschnittszustandes stets ferngehalten wurden. So treten im Verblödungsstadium organischer Geistesstörungen in gröbster Weise selbstische und andere instinktive Regungen hervor, denen bisher durch die höheren ethischen und sozialen Wesenszüge der Persönlichkeit Schach geboten wurde. Für solche Fälle kann man dann ähnlich wie vom Traum sagen — es darf allerdings nicht allzu wörtlich genommen werden —, daß die Psychose gelegentlich erst das wahre Wesen oder auch das ganze Wesen des Menschen verrät.

Der dem zugrunde liegende Vorgang geht nun noch weiter, und es kann dann so weit kommen, daß durch ihn die elementarsten urtümlichsten Bestandteile der menschlichen Persönlichkeit in der Geistesstörung freigelegt werden. Bildlich gesprochen: Uralte Tiefenschichten der Persönlichkeit werden frei, und Denk-, Gefühls- und Verhaltungsweisen treten in die Psychose ein, die dem Kulturmenschen im allgemeinen fremd geworden sind (und für die sich Parallelen höchstens von kulturferneren „primitiven" Völkern herholen lassen). Besonders gewisse psychologisch so befremdende Eigenheiten der Schizophrenie: ihre aller Logik und Verständigkeit widersprechenden Denkformen, ihre absonderlichen Gefühls- und Erlebnisweisen, ihre absurden Bewegungs-, Haltungs- und Handlungsarten hat man erklärend mit solchen urtümlichen Bestandteilen der menschlichen Persönlichkeit in Verbindung gebracht. Doch selbst wenn man nicht so weit geht, kann man doch gelegentlich direkt verfolgen, wie im Verlaufe einer fortschreitenden Psychose immer wieder andere Charakterseiten bzw. Charakterschichten in das Krankheitsbild hineinspielen. So machen sich etwa im Verlaufe einer Paralyse zunächst — also am Anfang — die individuellen Charakterzüge des Erkrankten: etwa phantastische oder hypochondrische oder nörglich-querulierende Neigungen, verstärkt im Krankheitsbilde geltend, sodann treten mehr allgemein menschliche Wesensseiten: egoistische Triebhaftigkeit, affektive Hemmungslosigkeit und dergleichen, in den Vordergrund, und schließlich beherrschen elementarste und primitivste seelische Tendenzen: solche der Nahrungs- und Geschlechtsinstinkte, oder elementarste Bewegungstendenzen: Neigung zu stereotypen und rhythmischen Wiederholungen, zum automatischen Ableiern einförmiger Bewegungen, das Feld.

Alles in allem begegnen wir im Rahmen der Psychose einer

so vielseitigen Verflechtung von Persönlichkeits- und Krankheitszügen, daß sie bei der Vielfältigkeit der Rückwirkungen und Wechselwirkungen schließlich bis zur Unlösbarkeit gehen kann. Sie ist zum gut Teil mit schuld daran, daß wir die typischen Psychosen im Sinne der Lehrbuchdarstellung so selten antreffen und statt dessen mit eigenen Sonderzügen behaftete, individuell gefärbte und gestaltete. Danach ist es nun auch natürlich, daß sich die einzelnen psychotischen Fälle um so mehr von den Durchschnittspsychosen abheben werden, je mehr sich ihr Träger selbst in seiner psychischen Eigenart vom Durchschnitt entfernt. Von hier aus wird dann auch eine Beobachtung verständlich, die sich besonders den Ärzten der Privatanstalten aufzudrängen pflegt: daß die Psychosen der geistig und kulturell höherstehenden Kreise auch inhaltsvoller, vielgestaltiger, symptomenreicher zu sein pflegen als die der anderen Volkskreise. Insbesondere sind es natürlich die hochbegabten Naturen, die auch in der Psychose noch durch diesen Erscheinungsreichtum, aber auch durch mancherlei sonstige Eigenheiten und Fremdartigkeiten des Krankheitsbildes den Abstand vom Durchschnitt verraten und damit zugleich die richtige Erkennung ihres Leidens erschweren. Besonders eindrucksvoll macht sich diese Erfahrung bei schöpferischen Persönlichkeiten geltend, wenn diese seelisch erkranken (zum Beispiel Strindberg).

Noch auf eines müssen wir abschließend hinweisen, weil es einen scheinbaren Widerspruch und scheinbare Gegensätze in der Erklärung der verschiedenen Bestandteile geistiger Störungen aufklärt. Die Psychose geht — das ist ja der Schluß, auf den uns die letzten Auseinandersetzungen mehr und mehr hinwiesen — im wesentlichen aus dem Zusammenspiel von körperlichen Krankheitsprozessen — insbesondere Hirnprozessen — und Persönlichkeit hervor. Daher muß man sie bzw. einzelne ihrer Symptome auch verschieden ableiten. Es ist also nur berechtigt, wenn man sie auf der einen Seite von dem *körperlichen* Vorgang her erklären und auf der anderen vom *Psychischen,* hier also vom Charakter aus, verstehen will. Das zeigt sich noch deutlicher, wenn wir uns nunmehr mit den letzten, deshalb aber noch nicht belanglosesten Bausteinen für die Psychose abgeben: mit den *psychischen* Einflußkräften überhaupt, die natürlich nicht nur von charakterlichen Zügen und damit vom Innenleben, sondern auch von äußeren Geschehnissen, von der Außen- und Umwelt ausgehen.

Erlebnis und Geistesstörung.

Die Psychose spielt sich ja nicht in einem sozusagen psychologisch luftleeren Raum ab, sowenig der von ihr befallene Mensch in einem solchen lebt. Sie geht vielmehr in einem bestimmten psychischen Medium vor sich, in einer seelisch eingebetteten *Umwelt*, von der ständig psychische Reize, seelische Einwirkungen auf Gemüts-, Denk- und Willenssphäre ausgehen, Reizkräfte, die selbst wieder unmittelbare Reaktionen auslösen und weiter wirkend ihre Fernwirkung entfalten. Das alles kann natürlich nicht spurlos an der Psychose und in der Psychose vorübergehen, und so können wir schon von vornherein erwarten, alles, was an psychischen Geschehnissen in Form von Erfahrungen, Erlebnissen, Schicksalsschlägen, seelischen Verletzungen (Traumen), Milieu- und Situationseinflüssen lust- oder leidvoller Art von außen her auf den Menschen einwirkt und was zum Teil auch noch in besonderen Erkenntnissen und Erinnerungen, Anschauungen und Gesinnungen, Idealen und Wertungen, Gewohnheiten und dergleichen in seinem Innenleben sich niederschlägt, werde auch im pathologischen Geschehen, im gestörten Seelenleben eine Rolle spielen. Diese verschiedenartigen psychischen Einflüsse dürfen in ihrer Bedeutung für die Geistesstörung mit um so größerem Recht eine gesonderte Würdigung beanspruchen, als speziell die Frage nach den *psychischen Ursachen* seelischer Erkrankungen für den Laien immer eine vordringliche gewesen ist und die Populärpsychiatrie auch heute noch dazu neigt, eine falsche Antwort darauf zu geben. Sie kann sich dabei freilich rühmen, sich in guter — wissenschaftlicher — Gesellschaft zu befinden, nämlich in der Nachbarschaft der sogenannten „Psychiker“. Diese Irrenärzte, deren Grundanschauungen besonders in der romantisch-naturphilosophischen Epoche der Medizin eine Rolle spielten,

leiteten — in charakteristischem Gegensatz zu den früher gekennzeichneten „Somatikern", den „Körperlingen" — grundsätzlich alle Psychosen aus psychischen Ursachen ab.

Sie gingen dabei nun freilich reichlich weit: Nicht genug,
daß sie für jede Art von Wahn: für den erotischen, den religiösen, den politischen Wahnsinn usw., rein seelische Ursachen in Anspruch nahmen, neigten sie auch dazu, in allerhand auffallenden Vorkommnissen einfach psychisch verursachte Geistesstörungen zu sehen, und so war es nur folgerichtig, wenn im Jahre 1850 entsprechend den damaligen
besonderen Zeitläuften in einer Doktordissertation eine neue
Krankheitsform, der Morbus demokraticus, aufgestellt und
aus der besonderen politischen Beschäftigung abgeleitet
wurde. Solche, milde gesagt, Fehlanschauungen spiegelten
sich aber auch in der nüchternen Krankenhausstatistik jener
Zeit wieder, und so stehen in einer Zusammenstellung aus
der Pariser Salpêtrière vom Jahre 1811/12 unter den Ursachen der beobachteten Psychosen der häusliche Kummer,
die unglückliche Liebe, der Schrecken und die Eifersucht mit
erheblichen Zahlen durchaus an erster und weitaus beherr-
schender Stelle, während solche in den heutigen irrenärztlichen Statistiken maßgebenden und allgemein anerkannten
ursächlichen Schädlichkeiten wie der Alkoholmißbrauch und
die Syphilis ganz in den Hintergrund traten.

Das alles brach nun — wir wissen es schon aus den früheren Darlegungen — mit dem sich durchsetzenden naturwissenschaftlichen Dogma von den Geisteskrankheiten als Gehirnkrankheiten zusammen, denn dieses Dogma bedeutete ja, in
diesem Zusammenhang gesehen, letzten Endes die Seelenstörung ohne Beteiligung des Seelischen. Aber Realitäten —
und seelische Momente sind gewaltige Realitäten — lassen sich
auf die Dauer nicht übergehen, und so mußte diesen seelischen Faktoren schließlich nach erneuter kritischer Musterung
im Rahmen der Psychose eine neue, wenn auch abgeänderte
Stellung eingeräumt werden. Das Ergebnis ist auch hier wieder verwickelter, als es vorher war; es läßt sich — wir beginnen dabei mit dem Allergröbsten — etwa so darstellen:

In vielen Fällen treffen wir — und zwar bei den verschie-

densten Psychosen — kurz vor ihrem Beginn irgendwelche
psychischen Momente an: ein erregendes Erlebnis, eine seelische Erschütterung, einen schweren Konflikt, eine Liebesenttäuschung, einen Schreck und was sonst noch an banalen
Vorkommnissen in Form von psychischen Verletzungen und
sonstigen Schicksalsschlägen im Laufe jedes Menschenlebens
sich einzustellen pflegt. Mit diesem zeitlichen Zusammentreffen ist aber noch nicht der ursächliche Zusammenhang
erwiesen, und in dem Gros der Krankheitsfälle liegt wohl
auch nur ein zufälliges zeitliches Zusammenfallen vor. In
anderen Fällen — und das ist schon wesentlicher — besteht
eine zweite Möglichkeit: Was scheinbar Ursache der Psychose
ist, ist in Wirklichkeit schon Wirkung: Daß sich an eine
seelische Erschütterung, eine Liebesenttäuschung, einen Geld-
verlust usw. unmittelbar die offenkundige Geistesstörung anschloß, liegt einfach daran, daß dieser psychische Stoß in
die nach außen noch nicht in die Erscheinung tretende erste
Entwicklungsphase der Krankheit fiel. Infolgedessen reagierte
in dieser psychotischen Vorbereitungsperiode die Person
schon im Sinne der bereitstehenden seelischen Krankheitsvorgänge. Oder aber und vielleicht noch bezeichnender: Daß
es überhaupt zu diesen erschütternden Erlebnissen, diesen erregenden Geschehnissen, diesen seelischen Traumen kam, liegt
schon in der einsetzenden Psychose selbst begründet. Die
durch sie bedingten seelischen Veränderungen führten jene
Reibungen, Konflikte, Zusammenstöße mit der Um- und
Außenwelt herbei, die ohne sie durchaus ausgeblieben wären.
Das heißt aber nichts weniger, als daß das psychische Moment hier als Krankheitsursache ganz ausfällt, da es vielmehr
schon Krankheitszeichen, Krankheitssymptom ist. Für wieder
andere Fälle — und das ist wissenschaftlich am bedeutsamsten — läßt sich der Zusammenhang so formulieren: Die be-
treffende Geisteskrankheit hat keine psychischen Ursachen;
wohl aber haben psychische Einflüsse sie aktiviert und mobi-
lisiert. Sie haben die vorbereitete Störung zur Auslösung gebracht, sie sind schuld daran, daß sie zu einem bestimmten
Zeitpunkt einsetzte oder daß zu einem bestimmten Termin
eine Krankheitsverschlimmerung eintrat, ein neuer Krank-

heitsschub, ein Krankheitsrückfall usw. erfolgte. Alles das sind Zusammenhänge mit psychischen Einwirkungen, wie sie speziell für viele Schizophrenien zutreffen. Sie kommen aber auch bei anderen Psychosen, etwa bei manisch-depressivem Irresein, gelegentlich auch selbst bei der Paralyse vor. Das alles hat aber natürlich mit wirklicher psychischer Verursachung nichts zu tun.

Nun gibt es allerdings Fälle, wo die Irrenkunde selbst den ursächlichen Zusammenhang der psychischen Störungen mit seelischen Einwirkungen anerkennt, insofern sie sie direkt als psychisch bedingte „*psychogene*" Störungen bezeichnet. Hierher gehören gewisse Psychosen, wie sie im Gefolge von Katastrophen, Kriegsereignissen, Unfällen und sonstigen Unglücksgeschehnissen aufzutreten pflegen oder sich in gewissen Konfliktssituationen: im Gefängnis, im Strafverfahren und dergleichen einstellen. Aber auch hier liegt die Sache meist nicht so einfach, daß man von einem *rein* psychischen Ursprung ohne jede Einschränkung sprechen darf. Vielmehr pflegt hier im allgemeinen und notwendigerweise noch ein weiteres ursächliches Moment hinzuzukommen: die besondere Konstitution, die besondere seelische Eigenart des von den seelischen Einwirkungen Betroffenen. Psychische Momente pflegen nämlich erst dann diese Art seelischer Störungen hervorzurufen, wenn ihnen von jener Seite her eine besondere Bereitschaft zu krankhafter Reizbeantwortung und Erlebnisverarbeitung entgegenkommt. Solche pathologisch erhöhte Empfänglichkeit für psychische Reizeinflüsse und gesteigerte Neigung zu pathologischen Reaktionen ist nun aber ein Kennzeichen aller psychopathischen Naturen, so daß man zumeist mit gleichem, ja sogar mit größerem Recht als die eigentliche Ursache dieser im Anschluß an psychische Erregungen auftretenden Störungen die pathologische Konstitution ihres Trägers und nicht die psychische Wirkungskraft des Reizes hinstellen darf.

Alles in allem können wir also den Wirkungsbereich seelischer Faktoren im Rahmen der Psychose zunächst nur gering einschätzen. Das gilt wenigstens so lange, als sich unsere Betrachtung im engen Kreis der Krankheits*verur-*

sachung bewegt. Das wird aber anders, wenn wir auch andere Möglichkeiten ins Auge fassen. Dann zeigt sich die pathologische Auswirkung der psychischen Momente in einem solchen Umfange, daß alles wieder nachgeholt wird, worin diese bisher zu kurz gekommen sind. Wir sehen nämlich im ganzen Gebiet der Geistesstörungen, wenn auch nicht bei allen Psychosen in gleicher Breite und Ausprägung, eine grundsätzliche Erscheinung, auf die uns ziemlich deutlich schon die Beziehungen von Charakter und Psychose hinwiesen: daß psychische Einflüsse, ganz gleich wie sie sonst geartet sein mögen, dazu neigen, sich in irgendeiner Form im Krankheitsbilde niederzuschlagen, ihm den besonderen Inhalt, die bezeichnende Färbung, die besondere Gestaltung zu verleihen. Gerade in diesem Zusammenhange fällt besonders ins Gewicht, was sich uns als grundlegende Tatsache in anderem Zusammenhange ergab: daß der der Psychose zugrunde liegende pathologische Hirnvorgang, daß der körperliche Krankheitsprozeß überhaupt, eigentlich nur ganz elementare Krankheitserscheinungen (Reiz-, Erregungs-, Hemmungssymptome und dergleichen) hervorruft, die sich freilich in den verschiedenen Provinzen des Geistes: Sinnes-, Denk-, Bewegungssphäre, verschiedenartig kundzugeben pflegen. Damit ist nun aber die Psychose nur in ihren Hauptumrissen, ihren Grundformen festgelegt als eine „Schablonen"psychose, die in dieser bloßen leeren Form nirgends existiert. Sie bedarf nun noch der Ausfüllung und Ausgestaltung, um zur konkreten Psychose des realen Lebens zu werden. Diesen Dienst leisten ihr nun in der Hauptsache eben jene psychischen Einflüsse und unter ihnen in erster Linie, wenn auch nicht allein, diejenigen, die im Menschenleben überhaupt besonders wirksam sind: die gefühlsbetonten und speziell die unlustgefärbten. Aber direkt ausgeschlossen von dieser Einflußnahme auf den Inhalt und die Gestaltung des psychotischen Krankheitsbildes ist eigentlich überhaupt kein einziger seelischer Faktor. Wir gehen daher auch nicht zu weit, wenn wir geradezu erklären: Was überhaupt an Erfahrungen und Erlebnissen, an Lebensereignissen und -schicksalen, an Situations- und Milieugegebenheiten im Laufe des Lebens auf den einzelnen eingewirkt hat, was speziell zur Zeit der einsetzenden oder ablaufenden Erkrankung an aktuellen Geschehnissen und Lebensumständen gegeben war, was vom beruflichen, wirtschaftlichen und geistig kulturellen Leben her den einzelnen mit einer bestimmten geistigen Atmosphäre umgab, und was sich an diese Einflüsse im Innenleben selbst an Erwartungen, Hoffnungen und Befürchtungen, an Neigungen und Abneigungen, an Strebungen und Handlungstendenzen usw. anschloß: das alles *kann* nun in der Psychose pathologische Gestalt gewinnen, in ihren Krankheitserscheinungen seinen pathologischen Ausdruck finden. Wir brauchen nicht erst lange zu suchen, um beweiskräftiges Belegmaterial für diese Feststellung hier zusammenzutragen. Jene psychischen Momente sind in solcher Fülle und Mannigfaltigkeit im Bilde der Psychose vertreten, daß uns die Hinweise ohne weiteres von allen Seiten zuströmen. Ein paar Beispiele seien herausgegriffen. Daß schon der Platzmangel eine erschöpfende Aufzählung verbietet, mag zum Beweise dafür dienen, wie vielfältig und vielgestaltig gerade diese Beziehungen zwischen Krankheitsbild und psychischen Einflüssen sind.

Manches ist so grob, daß es sich direkt aufdrängt. Das gilt vor allem von dem psychischen Gestaltungseinfluß auf die Krankheitsgebilde der Wahrnehmungs- und Vorstellungssphäre. Wir finden etwa: Im Trinkerdelir kehren in der traumhaften Bewußtseinsstörung die gewöhnten Inhalte des Trinkerlebens, so vor allem die Berufs- und Kneipensituation, wieder. Bei den Infektionspsychosen des Krieges, Typhuspsychosen und anderen, sahen wir die aktuellen Erlebnisse des Feldes wieder aufleben und die daran geknüpften Wunschgedanken von Kriegsauszeichnungen und dergleichen im wirren Geiste sich halluzinatorisch oder wahnhaft verwirklichen. Bei gewissen Katastrophenpsychosen drängt sich und hält sich das erschütternde Unglückserlebnis im Mittelpunkt des Krankheitsbildes und findet in pathologischen Erscheinungen der verschiedensten Art: in Zwangserinnerungen, in krankhaften Wachträumereien, in sinnlich lebhaften Phantasien, in Zwangsbefürchtungen und ähnlichem seinen immer erneuten pathologischen Abdruck. Bei den Psychosen der Sträflinge bekom-

men die Sinnestäuschungen und Wahnideen ihre inhaltliche
Färbung und Gestaltung von dem Gefängnismilieu. Und zwar
machen ihren Inhalt teils wahnhafte Beeinträchtigungen und
Verfolgungen aus, die von Gericht und Strafanstalt ausgehen:
Ausfluß des Mißtrauens und der Befürchtungen des Häftlings
gegenüber der Strafbehörde und dem Strafvollzug, teils bil-
den ihren Inhalt in gewissem Gegensatz dazu wahnhafte Be-
gnadigungen, wahnhafte Unschuldsideen und dergleichen:
Wahngebilde, in denen sich speziell die durch Strafe und
Haftmilieu angeregten Wünsche pathologisch verwirklichen.
Andere Inhalte und Gestaltungen von psychotischen Sym-
ptomen verraten nicht so ohne weiteres den bestimmenden
Einfluß psychischer Faktoren. Hier helfen erst psychologische
und psychopathologische Erfahrungen von nicht alltäglicher
Art das Richtige finden. So leitet sich etwa das häufigste und
wichtigste Wahngebilde: der Verfolgungswahn, nicht so selten in psychologisch eigenartiger Weise inhaltlich von einem
Erlebnis ab, in dem eine eigene schuldhafte Verfehlung zum
Ausdruck kam. Das Zwischenglied bildet hier die Neigung,
sich von eigener Schuld und Schuldgefühl zu befreien, indem
man die Schuld auf andere schiebt, unschuldige Verfolgung
durch andere erleidet. In noch undurchsichtigeren Fällen
müssen die inhaltlichen Gestaltungen erst aus den pathologischen Verkleidungen und Verzerrungen, die sie durch die
Psychose erfahren haben, befreit werden, um ihren psychologischen Ursprung zu offenbaren. Das gilt insbesondere für
die absurden Krankheitserscheinungen jener Psychose, die
immer durch ihre besondere psychologische Fremdartigkeit
überrascht hat: die Schizophrenie. Was sich hier im Laufe
der Psychose an Absonderlichkeiten und Verschrobenheiten in
den verschiedenen seelischen Provinzen herausbildet, bietet
sich nach außen in Manieriertheiten der Sprache, der Schrift,
des Ganges, der Haltung, der Körperbewegung überhaupt
und schließlich selbst der Handlungen dar, die überhaupt
nicht mehr den Eindruck sinnvollen Seelenlebens erwecken,
sondern nur noch den einer seelenleeren Automatik, eines in-
haltslosen Mechanismus, eines fremden Apparates, der im
Innern der Persönlichkeit abläuft. Aber auch solche und ähn-

liche charakteristische Krankheitsäußerungen der abgelaufenen Psychose sind noch zu verstehen, wenn man nur den Weg nach rückwärts bis zu ihrer Entstehung zu verfolgen vermag. Sie lassen sich dann als Überbleibsel, als Rückstände, als erstarrte Niederschläge von anfangs sinnvollen Verhaltungsweisen auflösen, die selbst wieder auf bestimmte seelische Erlebnisse und Inhalte zurückgehen. Da stößt man etwa auf sinnlose Bewegungen, die ständig in gleicher Einförmigkeit wiederholt werden. Sie sehen aus wie Abwehrbewegungen, und sie lassen sich in der Tat in sinnvollem Zusammenhang mit Schuld- oder Bedrohungserlebnissen bringen, die früher einmal die Psychose begleiteten. Oder es finden sich verschroben hoheitsvolle Gesten und Manieren, die in krassem Gegensatz zur wahren Situation und dem sonstigen Verhalten des Kranken stehen und deshalb den Stempel leerer Seelenlosigkeit tragen. Sie gehen auf ein zu einer früheren Zeit wohl begründetes Bestreben zurück, den durch ein beschämendes Ereignis erlittenen Verlust an persönlichem Eigenwert wieder auszugleichen und so weiter.

Noch etwas weiteres — Wesentliches — kommt hinzu, um diesen Zusammenhang der psychotischen Krankheitserscheinungen mit psychischen Inhalten kenntlich zu machen: die manchen Psychosen, insbesondere der Schizophrenie, eigene Neigung, die Gedanken in sinnlich anschaulicher, bildhafter und damit zugleich *sinnbildlicher* Form zum Ausdruck zu bringen. — Diese Neigung, die die Geistesstörung übrigens mit allen tieferen Denk- und Bewußtseinsstufen gemeinsam hat, kennen wir selbst aus Vorkommnissen des Traums und vor allem der Einschlafphase: In diesen Zuständen verliert beispielsweise der Gedanke an eine besonders schwierige geistige Arbeit seine anfänglich begrifflich-abstrakte Form und wird durch das anschauliche Bild eines schwierigen Bergaufstiegs ersetzt. Wir verfolgen diese bezeichnenden *symbolischen Niederschläge psychischer Inhalte* in der Psychose hier nicht im einzelnen, wir sind aber verpflichtet, wenigstens darauf hinzuweisen, daß besonders auch sexuelle Wünsche, Gedankengänge und Vorstellungskreise, die speziell bei weiblichen Geistesstörungen einen weiten Raum einnehmen, sich gern in solche sinnbildliche Gestalten von Sinnestäuschungen, Wahnideen und dergleichen kleiden, die dann nicht ohne weiteres etwas von ihrem geschlechtlichen Ursprung mehr verraten. Im übrigen findet bezeichnenderweise auch das Erlebnis der einsetzenden Geisteskrankheit, das Bewußtsein des eintretenden seelischen Zusammenbruchs beim Beginn der Psychose vielfach im Krankheitsbilde seine sinnbildliche Veranschaulichung. Es verkörpert sich mit Vorliebe in angstvoll beklemmenden, von schwerster Ratlosigkeit getragenen abnormen Erlebnissen des Weltunterganges.

In der in Abb. 6 wiedergebenen Darstellung des Inhalts einer Gefängnispsychose, die vom Sträfling selbst gezeichnet ist, erfährt dessen geistige Verfassung während der Kerkerhaft und insbesondere die wachsenden Gewissensbisse und Selbstvorwürfe wegen eines vor Jahren verübten, aber unentdeckt gebliebenen Raubmords ihre krankhafte, zum Teil symbolische Verkörperung: Von vorn dringen in der Zelle unheimliche Gestalten der „Stimmen" auf ihn ein, die ihn zugleich beschimpfen. Mitten aus diesen greift die übermächtige Hand Gottes nach ihm. Er selbst weicht angstvoll zurück. Das Bild der Mutter und der Jugendgespielinnen, die ihn verfluchen, aber auch zum offenen Geständnis mahnen, verkörpern zugleich sein besseres Ich. Der Spielmann — eine Erinnerung an frühere Feste — lockt demgegenüber zu neuem Lebensgenuß. Infolge dieser haftpsychotischen Erlebnisse, die im Grunde nur von außen her widerspiegelten, was ihn innerlich bewegte, legte der Sträfling ein freiwilliges Selbstgeständnis ab, das ihm die innere Ruhe und das seelische Gleichgewicht wiedergab. Er wurde daraufhin zu einer weiteren schweren Kerkerstrafe verurteilt.

Kurz und gut: Wohin wir auch sehen, allenthalben finden wir die äußere Erscheinung, das Bild, den Inhalt der Psychose — aber wohlverstanden nur diese, nicht etwa ihr wahres inneres Wesen, das ganz anderen Ursprung hat, von psychologischen Einflüssen bestimmt. Danach können wir uns nun auch nicht weiter wundern, wenn unter gleichartigen psychischen Bedingungen: bei gleichen Erlebnissen, Situations- und Milieuverhältnissen auch die gleichen Inhalte, die gleichen Bilder in der Psychose wiederkehren, ganz unabhängig davon wie geartet sonst die Geistesstörung sein mag. Alle Gefängnisstörungen, schizophrene so gut wie paranoische und andere, nehmen so mit Vorliebe den früher gekennzeichneten Verfolgungswahn oder Begnadigungswahn der Häftlinge in ihr Bild auf, und ähnliches findet sich auch mit den durch die Sache selbst gegebenen Abänderungen bei den Psychosen in anderen Umständen und Lebenskreisen. So kann die Psychose, wenigstens was ihr äußeres Bild angeht, bis zu einem gewissen Grade zu einem Spiegelbild der individuellen Lebensverhältnisse ihres Trägers werden, ja sie kann darüber hinaus auch noch aus den gleichen psychologischen und psychopathologischen Gründen allgemeinere Lebensverhältnisse: zeitliche, geschichtliche und kulturgeschichtliche Gegebenheiten, widerspiegeln. Insbesondere an den Sinnestäuschungen und ihrer Ausdeutung im Wahn können wir unschwer das jeweilige Zeitwissen, die jeweiligen Zeitanschauungen ablesen, und so verstehen wir es auch ohne weiteres aus dem Wandel der Anschauungen, wenn heute etwa Röntgenstrahlen und drahtlose Telephonie, Hypnotismus und Gedankenübertragungen im Bilde des Verfolgungswahns die Rolle spielen, die in früheren Zeiten magischer Zauber von Dämonen, Verhexungen und dergleichen übernatürliche Vorgänge einnahmen. Solche *Zeit- und Kulturformen psychotischer Bilder* haben naturgemäß über den Rahmen der Geistesstörung hinaus ihre allgemeine geistige Bedeutung. Grund genug, sie bald noch einmal in einem allgemeineren Lebenszusammenhang aufzugreifen.

Im übrigen zeigt sich, von diesen psychischen Zusammenhängen her gesehen, die Psychose noch von einer ganz besondersartigen Seite, die wir nicht übergehen dürfen. Was wir bisher an ihr wahrnahmen, und was wir entsprechend ihrer Natur als Krankheit, als nicht weiter zu betonende Selbstverständlichkeit hinnehmen konnten, war ihr *Schädigungs*charakter, ihre natürliche Tendenz durch ihre Existenz dem Betroffenen Ungünstiges: Leiden, seelische, wirtschaftliche Not und dergleichen zuzufügen. Mit dem Einzug der psychischen Einflußkräfte ändert sich nun in gewisser Hinsicht die Sachlage. Neue, ganz anders geartete Momente kommen in die Psychose hinein und damit Zusammenhänge, die unter dem Gesichtspunkte der Schädigung nicht mehr verstanden werden können. Vergessen wir nicht: Indem die Psychose ihre Inhalte, ihre Bildgestaltung vom Leben und

seinen psychischen Einflüssen her bekommt, wird sie mit ein-
geflochten in Leben, Lebensgang und Lebensschicksal der
erkrankten Persönlichkeit und nimmt gewissermaßen an dem

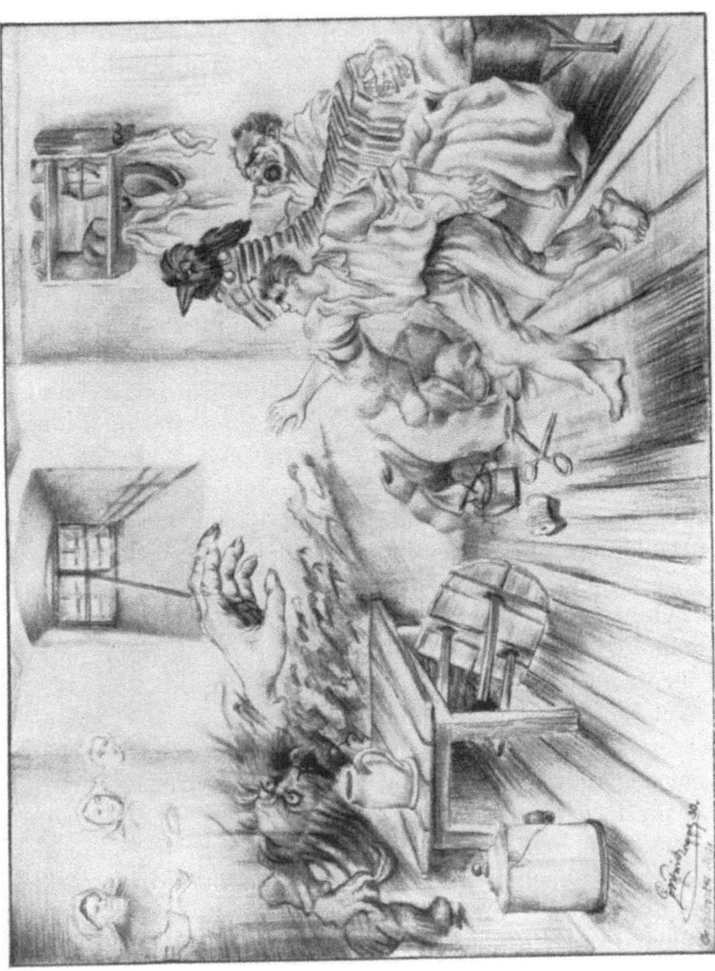

Abb. 6. Inhalt einer Gefängnispsychose, deren charakteristische Erscheinungen die inneren Kämpfe des Sträflings wegen einer verübten Mordtat widerspiegeln. Vom Häftling selbst gezeichnet. Einzelheiten s. S. 121. (Arch. Kriminol. **89**, 125 Hussa.)

teil, was diese innerlich bewegt. Das heißt aber nichts anderes,
als daß in ihr auch Motive, Zwecke, Ziele, Wünsche, Neigungen, Strebungen usw. zur Geltung und zum Niederschlag
kommen, die jeweils die Person beherrschen und bestimmen

123

und daß damit auch die von ihnen geformten Krankheitszüge
und -bilder eine gewisse seelische Bedeutung, einen Sinn und
Zweck bekommen. Sie dienen vielfach, freilich ohne daß es
der Kranke klar wüßte und gar bewußt wollte, seelischen
Zielen und Zwecken, und zwar speziell solchen, die sich aus
seiner inneren und äußeren Situation ergeben. Auch dies ist
unschwer am Inhalt, an der Färbung der verschiedensten
seelischen Krankheitserscheinungen heraus zu erkennen: Mit
den Inhalten, die der Kranke im Sinnestrug oder Wahn, im
Traumzustand des Delirs oder in der Erinnerungsfälschung
erlebt, werden Bedürfnisse, Wünsche und Strebungen für
ihn zur Wirklichkeit, die das reale Leben ihm unerfüllt und
unbefriedigt gelassen hat, ja nach den Lebensumständen gar
nicht befriedigen konnte. In den erotischen Traumerlebnissen
des hysterischen Delirs findet etwa das Liebesbedürfnis und
die erotische Geltungssucht junger Mädchen die ihnen vom
banalen Alltag versagte Erfüllung. Im Größenwahn gewinnt
all das Realität, was der instinktive Drang eines jeden Menschen zur Erhöhung des eigenen Ichs, seines Wertes und
seiner äußeren Geltung im vergeblichen Bemühen erstrebte.
Im Verfolgungswahn entlastet sich das schlechte Gewissen
von aller Schuld und schiebt zugleich als unschuldig ver-
folgtes Opfer fremder Schlechtigkeit alle Schuld den anderen
zu. Pathologische Gedächtnisausfälle und Erinnerungsver-
luste für peinliche Geschehnisse endlich befreien die bedrängte
Seele von der Last unangenehmen Wissens und bedrückender
Erinnerungen. Mit solchen und ähnlichen Inhaltgebungen
und sonstigen Gestaltungen der Krankheitserscheinungen
kommt die Psychose selbst gewissermaßen dem Menschen zu
Hilfe. Sie ermöglicht ihm — bildlich und daher freilich nicht
ganz mißverständlich gesprochen — die Flucht aus der harten
Realität des Lebens. Sie schafft mit pathologischen Mitteln
der krankhaften Selbsttäuschung im Sinnestrug, Wahn, Delir
und so weiter dem Kranken einen Ausgleich für das, was das
Leben ihm antat, und zwar in einer Art und einem Umfange,
wie er eben nur durch die Krankheit und in der Krankheit
möglich ist. Wir übertreiben daher nicht, wenn wir erklären,
der Naturprozeß der Geistesstörung, der im allgemeinen den

Menschen nur zu schädigen pflegt, könne doch gelegentlich mit einzelnen seiner Teilstücke einen gewissen Wert für ihn gewinnen, indem er ihm eine Förderung seiner seelischen Verfassung, eine Befriedigung seiner seelischen Lebensbedürfnisse, einen Schutz seiner seelischen Selbstbehauptung und anderes mehr sichert. Das ist nun ein ganz unerhörter, aber schon durch andere Erfahrungen — nämlich solchen an den nervösen Funktionsstörungen, den *Neurosen*, erwiesener, durch sie beglaubigter Vorgang, daß die Krankheit oder wenigstens einzelner ihrer Bestandteile gelegentlich eine Art positiven Faktor im seelischen Haushalt, in der Bilanz des Lebens abgeben können.

Der Aufbau der Geistesstörung.

Wir machen nun halt, nachdem wir die psychischen Erkrankungen von allen Seiten beleuchtet und alles an Kräften körperlicher wie seelischer Art zusammengetragen haben, was ihrer Erklärung dienen konnte. Das überraschende Ergebnis war, daß wir von der Psychose eine recht variierende Anschauung bekamen, denn wir lernten sie bald als Gehirnkrankheit, bald als sonstwie körperlich bedingte Störung, bald als Erb- und Konstitutionskrankheit, bald schließlich als Charakter- und Persönlichkeitskrankheit kennen. Wir können nicht sagen, daß mit dieser erweiterten Einsicht, die so verschiedene Dinge, wie Anlagen, Erbeigenart, Konstitution, Persönlichkeit auf der einen Seite, Vergiftungen, Infektionen, Stoffwechselkrankheiten, seelische Erlebnisse, Konflikte und anderes mehr auf der anderen als Bausteine der Psychose zusammenhäufte, nun alles zu ihrem Verständnis klargestellt ist. Wir glauben sogar eher, daß uns damit der Schlüssel zur Erfassung ihrer Wesensart, den wir anfangs mit der „Gehirnformel" schon so sicher zu haben meinten, wieder etwas aus den Händen geglitten ist. Immerhin: Mit dieser Herausschälung der Einzelteile kann uns doch die Einsicht in das Wesen der Psychose nicht einfach wieder verloren gegangen sein; nötig ist nur, daß wir nunmehr auf Grund der gesammelten Befunde eine *Gesamt*anschauung von ihr gewinnen, und zwar eine solche Gesamtanschauung, die allen jenen Einzelfaktoren, auf die wir im Laufe unserer zerlegenden Betrachtung stießen, genügend Rechnung trägt. Wie das zu geschehen hat, können wir an jedem beliebig hergeholten Krankheitsfall ersehen.

Wir greifen etwa einen alten hinfälligen Säufer von der Straße auf, der zittrig, ängstlich herumirrt, und stellen an ihm fest, daß er mitten in einem Trinkerdelir sich befindet. Man kann nun sagen: das ist einfach eine Alkoholpsychose, und man kann glauben, so mit einem Schlage die Psychose ganz erfaßt zu haben. Das ist insofern auch richtig, als man ihren Kern wirklich damit gefaßt hat. Aber was gehört nicht alles sonst noch dazu, um alle Seiten dieses Krankheitsfalles in den Händen zu halten. Da müssen wir fragen, warum dieser Säufer überhaupt am Delir erkrankt ist und nicht wie viele andere seinesgleichen davon verschont blieb. Nun, weil besondere Momente: vorangegangene körperliche Schädigungen, Unterernährung und Erschöpfung den günstigen Nährboden dafür vorbereiteten. Warum das Delir zu einem bestimmten Zeitpunkt einsetzte? Weil eine akute Infektionskrankheit, eine Lungenentzündung, die in Bereitschaft stehende Störung zu diesem Termin mobil machte. Warum seine Sinnestäuschungen so ausgeprägt angstvollen Charakter hatten? Weil eine mit lebhaften Beklemmungsgefühlen einhergehende Herzschwäche vom Körper her ins Krankheitsbild hineinwirkte. Warum der Kranke in der traumhaften Bewußtseinsstörung immer wieder glaubte, im Stalle zu sein und mit Pferden zu hantieren? Weil der gewohnte und vertraute Vorstellungskreis des Kutscherberufs aus dem Wachbewußtsein in das Dämmerbewußtsein des Delirs mit überging. Warum die Störung nicht wie üblich schon in ein paar Tagen ihren Abschluß fand und sich vielmehr über viele Wochen erstreckte? Weil das hohe Alter und die körperliche Hinfälligkeit der schnellen Wiederherstellung entgegenwirkte. Das alles finden wir nun in inneren Zusammenhang gebracht und zu einer natürlichen Einheit zusammengeschlossen vor, wenn wir die Psychose als Ganzes betrachten.

Dabei sehen wir nun mit aller Augenfälligkeit: Die Geisteskrankheit ist kein einfaches starres Gebilde, so eine Art

Fremdkörper, der wie ein Geschoß irgendwo in den Körper eingedrungen ist und dort festsitzt. Sie ist vielmehr ein lebendiges Geschehen komplizierter Art, eine verwickelte Störung in den seelischen Abläufen, die unter ganz bestimmten zusammengesetzten Bedingungen des inneren und äußeren, des körperlichen und seelischen Lebens zur Entwicklung kommt und durch ein vielfältiges Zusammenspiel lebendiger Kräfte ausgestaltet und in Bewegung gehalten wird. Dieses Zusammenspiel im Rahmen der Psychose aber ist nun nicht etwa etwas ganz Regelloses, ein zusammengewürfeltes Geschehen als vielmehr ein bestimmt geordnetes mit eigener Gesetzmäßigkeit: eine *Eigen*gesetzlichkeit, die eben auch in der Krankheit noch sich geltend macht und nicht etwa dadurch schon aufgehoben wird, daß die Erkrankung die natürliche Ordnung der Gesundheit gestört hat. Diesen gesetzmäßigen Zusammenschluß der Kräfte und ihr geordnetes Zusammenspiel im Rahmen der Geistesstörungen fassen wir in dem *Aufbau* der Psychose, zusammen. Dieser Aufbau weist für jede Krankheitsart seine Besonderheiten auf und gibt so für die Eigenart jeder einzelnen Psychose die Erklärung. Dies im einzelnen hier verfolgen, hieße letzten Endes sämtliche Geistesstörungen mit ihren Besonderheiten vor dem geistigen Auge Revue passieren zu lassen: eine wissenschaftliche Parade, auf die wir besser zugunsten weiterer Aufgaben verzichten. Nur das Grundsätzliche wollen wir wenigstens vor Augen führen.

Ganz allgemein und in jedem Falle heben sich am Aufbau der Psychose zwei Grunderscheinungen heraus, die wir stets auseinanderhalten müssen und die uns im übrigen schon von früher her zur Genüge vertraut sind. Auf der einen Seite stehen jene, die durch die Krankheits*ursache* selbst hervorgerufen sind, und die das eigentliche Fundament und Grundgerüst für die Psychose abgeben. Es sind dies vor allem jene grundlegenden elementaren Krankheitszüge der seelischen Reiz- und Erregungs-, Hemmungs- und Spaltungserscheinungen usw. und was sonst an elementaren seelischen Verrichtungsstörungen vorkommt. Ihnen stehen auf der anderen Seite diejenigen Krankheitserscheinungen gegenüber, die durch die bloßen *Formkräfte* herbeigeführt sind, und die das mehr nebensächliche und auswechselbare Beiwerk liefern. Es sind das die Sonderprägungen, die besonderen Ausgestaltungen und Inhalte, welche an den elementaren Grunderscheinungen jedes Krankheitsfalls anzutreffen sind. Die ungleich geringere Bedeutung, welche diese letzteren Ausgestaltungen des Krankheitsbildes gegenüber den Grunderscheinungen für die Geistesstörung haben, bewirkt nun durchaus nicht etwa, daß sie nun auch im äußeren Krankheitsbild entsprechend zurücktreten. Im Gegenteil: Die Fülle und Vielgestaltigkeit der Gestaltungseinflüsse, die durch das Leben selbst und durch den Reichtum seiner Inhalte bei jedem einzelnen in die Psychose einströmt, bringt es oft genug mit sich, daß gerade dieses nebensächliche Beiwerk der inhaltlichen und sonstigen Gestaltungen überwuchert und das Krankheitsbild beherrscht. Wir kennen dies ja schon von gewissen Wahnpsychosen her, wo nicht die dem Wahn zugrunde liegenden elementaren *Grund*veränderungen des seelischen Lebens als vielmehr die aus persönlichen Erlebnissen und Schicksalen sich ergebenden Wahn*inhalte* durchaus im Vordergrund der Krankheitsbühne standen. In einem großen Teil der Krankheitsfälle geht nun der Aufbau so vor sich — und auch dies läßt sich schon aus den bisher herangezogenen Erfahrungen ableiten —, daß materielle, körperliche Einflüsse, biologische Kräfte als Krankheitsursachen wirken und das Grundfundament, die Grundform für die Störung schaffen, während psychische Einflüsse als Formkräfte das Krankheitsbild ausgestalten und gewissermaßen den psychischen Ausbau und Überbau liefern. Das heißt kurz gesagt: In dem Gros der Fälle liegt ein eigenartiger *Bauplan* für die Psychose vor, den man als „*biopsychologischen Aufbau*" zusammenfassen kann.

Indem man so vom Aufbau aus Einblick in die Wesensart der einzelnen Psychosen gewinnt, gelingt es dann auch zusammengehörige zu Gruppen zu vereinigen und über die verwirrende Vielfältigkeit der Ausgestaltungen hinwegsehend, einige wenige große Hauptgruppen aufzustellen, in die wir die einzelnen Krankheitsarten aufteilen können. Speziell *zwei Hauptgruppen* heben sich heraus, auf die eigentlich — wir sahen es schon wiederholt — unsere ganze Betrachtung hinauslief. Die erste Gruppe bilden die aus inneren Ursachen der Konstitution gegebenen *Anlage*psychosen, die zweite die durch äußere Ursachen erzeugten, *erworbenen*. Die Anlagepsychosen sind eingeboren, in der psychophysischen Organisation vorgebildet, sind Ausfluß einer schadhaft angelegten körperlich-seelischen Gesamtverfassung; sie äußern sich daher in Formen, die durch die Anlage selbst gegeben sind und gehen gewöhnlich nur mit bloßen „funktionellen" Störungen, mit Störungen der Verrichtungsabläufe einher. Zu ihnen gehören unter anderem das manisch-depressive Irresein, die Paranoia, die Hysterie, die psychopathischen Persönlichkeitsformen (aber auch die Schizophrenie, die allerdings schon Sonderwege einschlägt). Die erworbenen Psychosen sind im späteren Leben entstanden, sind im wesentlichen unabhängig von einer vorgebildeten körperlich-seelischen Organisation durch Hirnschädigungen hervorgerufen; sie gehen daher zumeist mit stofflichen (organischen) Veränderungen des Hirngewebes und den dafür charakteristischen fremdartigen Krankheitszügen einher. In ihr Bereich fallen etwa die Alkoholpsychosen, die Paralyse, die arteriosklerotischen und Alterspsychosen und viele andere mehr. Gelingt im alltäglichen Leben auch nur so viel, daß man jedesmal an einem Geisteskranken herauserkennt, ob er der einen oder anderen Gruppe zugehört, so ist damit schon mancherlei gewonnen. Man kann sich wenigstens in Hauptumrissen ein Bild davon machen, mit was für einer Art Kranken man es zu tun hat und was man von ihm in Zukunft zu erwarten hat. —

Damit schließen wir nunmehr das ab, was sich uns für die naturwissenschaftliche Auffassung von der Psychose ergibt und was uns vom medizinischen Standpunkte aus von ihr zu wissen not tut. Indem uns dabei die Geisteskrankheit noch einmal als ein sozusagen medizinisches Gebilde vor Augen tritt, kommt uns zugleich in verstärktem Maße zu Bewußtsein, daß sie doch keine von der Person ihres Trägers losgelöste Sonderexistenz führt. Daß sie vielmehr ins Gewebe seines Lebensgeschehens verflochten und damit ein unlösbarer Bestandteil seines Lebens selbst ist. Als solcher ist sie

nun nicht nur den bestimmenden Einwirkungen ausgesetzt,
die von seinen Lebensbedingungen ausgehen, sondern wirkt
auch umgekehrt selbst in sein Leben zurück, greift mit ihren
Auswirkungen in sein Leben, in *das* Leben ein. Von diesen
Auswirkungen der Psychose in das Leben selbst und in seine
verschiedenen Kreise ist nunmehr zu reden, und damit treten
wir zugleich aus dem rein medizinischen Gebiet in andere
Lebensbereiche: soziale, kulturelle usw., über.

Von den Auswirkungen der Geistesstörung im realen Leben.

Von den Ausstrahlungen zu reden, die von den Geisteskrankheiten in die äußere Lebenssphäre übergehen, von den
Wirkungen, die sie im Leben entfalten, von der Bedeutung,
die sie in ihm gewinnen: das scheint auf den ersten Blick
ein müßiges Bemühen. Die geistige Erkrankung macht ja
— so etwa die landläufige Meinung — den von ihr Befallenen
grundsätzlich unfähig, weiter im freien Leben zu verbleiben.
Sie reißt ihn aus den bisherigen Lebensbeziehungen, aus
Familie, Gesellschaft, Beruf usw., heraus und zwingt ihn
hinter die Anstaltsmauern, die zugleich in gewissem Sinne
den geistigen und sozialen Tod bedeuten. Bei solcher landes-
üblicher, wenn auch nicht stets so grob formulierter Anschauung von dem geistigen und sozialen Schicksal des
Geisteskranken kann dann im Hinblick auf das reale Leben
selbst nicht mehr viel Interessantes übrigbleiben. Höchstens
noch ein paar praktische Fragen der allgemeinen Irren-
fürsorge und der Anstaltsversorgung, die volkswirtschaftliche
und finanzielle Dinge berühren. Also etwa: in welcher Weise
die Anstaltspflege und sonstige Versorgung der Geisteskranken am zweckmäßigsten und preiswertesten durchzuführen
ist, welche Kosten der Gemeinschaft daraus entstehen, in
welchem Umfange eine Behandlung und Verpflegung der
Geisteskranken außerhalb der Anstalten durchführbar ist, wie
weit sie materiell für die Allgemeinheit weniger belastend ist,
was die Geisteskrankheiten überhaupt nach ihrer Zahl und
ihrer Lebensdauer an Last für die Gemeinschaft bedeuten

und ähnliches mehr. Nun, Fragen dieser Art haben gewiß auch ihre Berechtigung und sind sozialwissenschaftlich gewiß beachtlich. Aber wer nur so — nicht mehr und nicht anders — zu fragen wüßte, würde dem Zusammenhang der Psychose mit dem realen Leben nicht gerecht.

Gewiß, ein Teil dieser Kranken ist gewöhnlich dem freien Leben verloren: Das sind die Schwerstkranken: die schwer Erregten, die völlig Verwirrten, die voll Verblödeten. Aber auch von ihnen gilt das nicht ohne Einschränkung. Manche von ihnen sind doch nur vorübergehend — in der stürmischen akuten Phase der Erkrankung — der Gemeinschaft entzogen und kehren dann wieder mehr oder weniger gebessert ins Leben zurück. Jene Behauptung gilt erst recht nicht für die leichteren Fälle der Psychosen und für viele chronisch verlaufene Geistesstörungen mit nach außen weniger hervortretenden Krankheitserscheinungen, und sie gilt vor allem nicht für die enorm große Zahl der Grenz- und Übergangsfälle zum Gesunden, für die große Masse der Psychopathen, der leicht Verstandesschwachen und anderen seelischen Entartungsformen. Bei ihnen pflegen die psychischen Abweichungen sowohl der Art wie dem Grade nach nicht so schwerwiegend zu sein, daß sie nicht im freien Leben verbleiben und dort sich betätigen könnten. Diese Tatsachen und ihre praktische Bedeutung sind es nun gerade, die uns zwingen, nunmehr zum Schlusse unsere Blickrichtung bezüglich der Psychose noch einmal zu verändern und sie nun nicht mehr bloß vom Gesichtspunkte der Krankheit, sondern von dem des allgemeinen und insbesondere des sozialen Lebens zu beleuchten.

Geistesstörung und Gemeinschaftsleben.

Um hier von vornherein die richtige Einstellung zu gewinnen: Was vom Menschen überhaupt gilt: daß er zwar als Naturwesen geboren wird, aber doch sogleich in eine Gemeinschaft kommt, die ihn fortan nicht mehr verläßt und die sein Wesen und Verhalten maßgebend bestimmt: das hat auch für die Psychose seine Bedeutung. Nicht nur, daß sich die Geistesstörung gewissermaßen im Rahmen der Gemeinschaft und des Gemeinschaftslebens abspielt; sie befällt auch eine Person, die innerlich wie äußerlich dieser Gemeinschaft angehört, mit ihr verbunden ist; die in gesunden Tagen ständig aus ihr Eindrücke aufgenommen und verarbeitet hat und überhaupt sich gewöhnt hat, in bestimmter Weise zu den Eindrücken der Gemeinschaft Stellung zu nehmen und in Rücksicht auf sie zu antworten. Das alles wird nun mehr oder weniger in die Psychose mit übernommen, wenn auch mit den durch die Krankheitsvorgänge selbst erwirkten Abwandlungen, und so gehört es geradezu zu den Selbstverständlichkeiten alles psychotischen Krankheitsgeschehens, daß es sich letzten Endes charakteristisch im Gemeinschaftsleben auswirkt.

Manches davon drängt sich in seiner groben Auffälligkeit allenthalben im Leben auf. Es findet zudem in den Sensationsberichten der Tageszeitungen auch die entsprechende Heraushebung und Betonung. Da sind etwa jene schweren Gewalttätigkeiten gegen nächste Angehörige, die aus Dämmerzuständen hervorgehen, jene ständigen Verfolgungen fremder Personen, die von Sinnestäuschungen ihren Ausgang nehmen, jene absurden sinnlosen Betätigungen, die aus den Verworrenheiten schizophrener Gedankengänge sich ergeben, jene Extravaganzen in Auftreten und Lebensführung, die in Größenwahnideen ihren Ursprung haben, und anderes mehr. Kurz und gut, eine Fülle von Vorkommnissen, von Verhaltens- und Handlungsweisen im Rahmen des Gemeinschaftslebens, die sich so kraß von den Geschehnissen des Alltags, vom sinnvollen Tun und Verhalten des Durchschnittsmenschen, von dem Gleichmaß und der Ordnung der gewöhnlichen Lebensführung abheben, daß sie schon dadurch ihre psychotische Herkunft verraten. Alle solche mehr oder weniger bedenklichen Kundgebungen der Geisteskrankheit im sozialen Leben verfolgen wir hier nicht weiter. Dazu sind sie zu grob und äußerlich. Sie interessieren uns hier nur, weil sie schnell und prompt, mit scheinwerferartiger Deutlichkeit, speziell eine der bekanntesten und wichtigsten Auswirkungen geistiger Störungen beleuchten: ihre Auswirkung im Sinne *gemeinschädlichen* und *gemeingefährlichen* Tuns. Um so mehr gilt unsere Aufmerksamkeit jenen alltäglicheren, unauffälligeren, nichtsdestoweniger aber ebenso bezeichnenden Erscheinungen, mit denen die Psychose in die natürliche Wellenbewegung des sozialen Lebens und seiner Einzelkreise hineinspielt: zwar ohne Explosionen und Katastrophen, aber doch die Stellungnahme zu den Menschen, die menschlichen Beziehungen zwischen ihnen charakteristisch färbend und verändernd und ihnen den Stempel der Abwegigkeit aufdrückend. Das sind vielfach Dinge, die gewöhnlich erst der Näherstehende deutlich zu Gesicht bekommt und der Arzt richtig zu deuten versteht, so wenn etwa das Familienleben durch die pathologische Reizbarkeit des Epileptikers in Spannung gehalten wird, wenn freundschaftliche Beziehungen durch die Hemmungslosigkeiten des Alkoholisten gelöst werden, wenn die Ehe durch die wahnhaften Eifersuchtsideen des Psychopathen eine ständige Trübung erleidet, wenn gesellschaftliche Verbindungen vom Beziehungswahn des Paranoikers getrennt, die Berufsbetätigungen durch die Gedankenschwäche der einsetzenden Gehirnarteriosklerose erschwert werden und ähnliches mehr. Besonders an der Schizophrenie und ihrem Verlauf kann man von allen Seiten her und nach allen Richtungen hin auch die feineren Störungen des Verhältnisses zur Gemeinschaft verfolgen: wie die Geisteskrankheit die Beziehungen zur Umwelt verändert, den inneren Kontakt mit den Mitmenschen schwächt, wie der innere und äußere Anteil am Leben und Erleben der anderen mehr und mehr einschmilzt und die Brücken verlorengehen, die Menschen mit Menschen verbinden. Gefangen in einer fremden Welt des Sinnestrugs und des Wahns, beherrscht von fremdartigen Gefühlszuständen ekstatischer und ähnlicher Färbung, in Anspruch genommen von den krankhaften Inhalten schizophrenen Gedankenspiels, geben diese Kranken oft alle Bezüge zur Außenwelt auf und ziehen sich um so mehr auf sich zurück, je mehr diese krankhafte Innenwelt sich erweitert und bereichert. Dies kann so weit gehen, daß das schizophrene Geistesleben erloschen erscheint, weil alles Licht im Innern strahlt. In diesem Sinne und zugleich diese innere Loslösung von der Gemeinschaft charakteristisch beleuchtend, hat einmal ein geistvoller Autor diese schizophrenen Kranken mit Palästen verglichen, deren Fenster nach außen geschlossen sind, während im Innern Feste gefeiert werden. Gelegentlich freilich kommt es im Rahmen dieses gespaltenen Seelenlebens der Schizophrenen zu einem eigenartigen Ausweg, der verrät, daß selbst in der Psychose noch der Mensch sich nach der Gemeinschaft hin zu orientieren sucht: Er nimmt eine Haltung ein, die gleichzeitig den Forderungen dieser Gemeinschaft wie dem Zwang der Psychose Genüge tut. Das gespaltene Seelenleben ermöglicht eine Art *doppelter Buchführung*, die ihren verblüffenden Ausdruck in einer charakteristischen Zwiespältigkeit der Lebensführung findet: Während der Kranke nach außen hin und mehr mechanisch ein Leben in der Realität als Anstaltsinsasse und Anstaltsarbeiter führt, führt er daneben und unabhängig davon zugleich sein aus der Krankheit erwachsenes irreales Leben als wahnhafter Erlöser, Weltherrscher und dergleichen.

Daß wir solche — vorwiegend ungünstige — Auswirkungen der Geisteskrankheiten im Gemeinschaftsleben allenthalben in Hülle und Fülle antreffen, ist kein Zufall: Sie alle — die grob gemeingefährlichen und gemeinschädlichen so gut wie jene weniger brutalen, die sich nur in Erschwerungen, Hemmungen und Verwicklungen der sozialen Lebensführung und des gesellschaftlichen Lebens kundgeben — führen letzten Endes alle auf *eine* Grunderscheinung zurück, in der das Verhältnis von Psychose und Gemeinschaftsleben und damit zugleich die soziale Eigenart der Geisteskrankheit kurz und prägnant zusammengefaßt sind: Die Psychose bedeutet, auf das soziale Leben hin angesehen, im wesentlichen: *Einbuße der natürlichen Anpassung an Leben und Gemeinschaft*. Das ist die Grundformel, auf die sich alle Äußerungen der Geistesstörung im freien Leben bringen lassen, mögen sie auch noch so verschieden aussehen und noch so verschieden verursacht sein. Der soziale Anpassungsdefekt wird so zum sozialen Kennzeichen der Psychose, und zwar hat er vor allem zweierlei Ursprung: Bei einer großen Gruppe von Fällen versagen vorzugsweise die *geistigen Werkzeuge*, die der Mensch ständig braucht, deren er sich ständig bedient, um den Erfordernissen der Wirklichkeit und den Anforderungen der Gemeinschaft nachzukommen. Gedächtnis und Urteilskraft, Kritik und Überlegung, Voraussicht und die anderen Hilfskräfte der Intelligenz reichen hier nicht mehr aus, und so findet sich der Kranke geistig nicht mehr im Leben zurecht, vermag verstandesmäßig nicht mehr mit seinen Schwierigkeiten fertig zu werden. So liegen die Verhältnisse einmal und in erster Linie bei den angeborenen Schwachsinnsformen: hier läßt der Mangel einer zureichenden intellektuellen Lebensausstattung es von vornherein zu einem sozialen Versagen kommen. Der Kranke bleibt von Jugend an unfähig, sich zu sozial angemessener selbständiger Lebensführung aufzuschwingen. So liegen die Verhältnisse des weiteren bei den erworbenen, infolge von Hirnschädigungen und Hirnprozessen sich herausbildenden geistigen Schwächezuständen. Hier versagt der durch Syphilis, Rauschgifte, Kopfverletzungen und dergleichen geistig Geschädigte in der Gemeinschaftssphäre erst nachträglich im Laufe des Lebens, nach einem mehr oder weniger langen Lebensgang, in welchem er sich sozial bisher wohl bewährt hat.

Bei einer zweiten großen Gruppe von Fällen liegen nicht sowohl Schädigungen der geistigen Werkzeuge, der Verstandesapparatur, der sozialen Angleichungsunfähigkeit zugrunde, als vielmehr Mängel der *seelischen Motoren*, die das psychische Leben in Bewegung setzen und seine Richtung bestimmen. Die seelischen Trieb- und Richtkräfte des Gemüts- und Gefühlslebens, der Trieb- und Instinktssphäre, des Willens- und Strebensbereichs oder, besser und kurz zusammengefaßt, die richtunggebenden und regulierenden Kräfte des Charakters sind hier pathologisch geschädigt, und so entbehrt der Kranke wiederum — diesmal von der Gefühls-, Trieb- und Willensseite her — der richtigen Leitung und Führung in der sozialen Lebenshaltung und -gestaltung. Diesen von pathologischen Charakterveränderungen herbeigeführten sozialen Anpassungsmängeln begegnen wir gleichfalls häufig bei den verschiedensten Psychosen und in ihren verschiedensten Verlaufsphasen. Besonders eindringlich treten sie am *Beginn* der Geistesstörung in Erscheinung, wo andere deutlichere Krankheitszeichen noch fehlen und sie daher geradezu die Psychose signalisieren: Wenn ohne äußeren Anlaß sich bei einem Menschen von bisher einwandfreier sozialer Haltung plötzlich sozial bedenkliche Handlungen zeigen, wenn ihm wesensfremde Akte der Takt- und Rücksichtslosigkeit, der Pflicht- und Verantwortungslosigkeit, der krassen Selbstsucht und dergleichen auftreten, da ist es nur zu gerechtfertigt, sie als sozialpsychische Auswirkungen der einsetzenden Geisteskrankheit, etwa der Hirnerweichung oder des Altersschwachsinns, zu deuten. Nicht weniger aufdringlich machen sich diese Anpassungsmängel infolge pathologischer Charakterschädigungen in gewissen *End*zuständen der Psychose geltend, so insbesondere bei der Schizophrenie und bei der Paralyse, wo die Verflachung, Verstumpfung und Verödung des Charakters schließlich jede innere und äußere Verbindung mit der Gemeinschaft auflöst und aufhebt.

Was hier erst als *Ergebnis* der Geistesstörung im späteren Leben einsetzt, das tritt noch bedeutsamer von früher Jugend an in den zahlreichen Fällen hervor, wo pathologische Charaktermängel als ererbte *Mitgift* gleich ins Leben mitgebracht werden. Bei diesen psychopathischen Naturen geben — wir übertreiben nicht — diese auf pathologische Charaktermängel zurückgehenden sozialen Anpassungsdefekte geradezu die Stigmata, die Brandmale ihrer krankhaften Wesensart ab. Wir brauchen zum Beweise nicht leicht herzuholende Beispiele aus den verschiedenen Sphären des Gemeinschaftslebens heranzuziehen. Es ist ja ohne weiteres offenkundig: Alle die charakteristischen Wesenszüge solcher Psychopathen: krankhafte Gefühlserregbarkeit und Überempfindlichkeit, abnorme Gefühlsflachheit und Leichtfertigkeit, pathologische Willensschwäche und Haltlosigkeit, psychopathische Impulsivität und Triebhaftigkeit, abnorme Geschlechtsneigungen, übersteigerter phantastischer Hang, krankhafte Schwindelneigung und was sonst noch das Wesen der psychopathischen Naturen ausmacht: dies alles ist nur zu sehr dazu angetan, Erschwerungen im Gemeinschaftsleben herbeizuführen, Verwicklungen zu setzen und selbst Entgleisungen nach sich zu ziehen. Ja, wir gehen nicht zu weit, wenn wir glattweg erklären, daß im psychopathischen Charakter, in seiner charakterlichen Anpassungsunfähigkeit schon sein *soziales Schicksal* vorgebildet ist. Und insbesondere ist es das Schicksal des sozialen *Verfalls*, dem viele dieser Psychopathen aus ihrer Natur heraus und mit beinahe naturhafter Gesetzmäßigkeit unterliegen. Das fängt — in leichteren Fällen — scheinbar harmlos an mit der Lösung sozial wertvoller Verbindungen und Verknüpfungen in Familie, Freundschaft und Beruf, mit der sozusagen familiären, heimatlichen und sonstigen *Entwurzelung.* Das führt schon bedenklicher weiter zu einem Versagen gegenüber den unvermeidlichen Ansprüchen des realen Lebens, den notwendigen Forderungen des wirtschaftlichen und beruflichen Lebenskampfes. Es führt — in schwereren Fällen — bereits zu einem Herabsinken in sozial minderwertige Lebensformen und Betätigungen, wo Faulenzertum, Trunk, Spiel und sonstige Exzesse den Tag ausfüllen; und das Ende ist schließlich die direkt asoziale parasitäre Lebensführung des Vagabunden, Bettler- und Prostituiertentums und — in den schwersten Fällen — selbst ein gewohnheits- und gewerbsmäßig gegen alle Gemeinschafts- und Rechtsordnung gerichtetes Verbrechertum. Und so eng verquickt erweisen sich alle die Minderwertigkeiten des sozialen Lebens: Verwahrlosung, Deklassierung, Trunksucht, Prostitution, Vagabondage, Verbrechensverfall usw., mit den psychopathischen Charakterminderwertigkeiten, daß man beinahe sagen kann: Was sich vom Gemeinschaftsleben aus gesehen als *soziale Minderwertigkeit* erweist, gehöre aufs engste zusammen mit dem, was biologisch betrachtet sich als *psychopathische Minderwertigkeit* darstellt.

So wird es auch verständlich — und damit nehmen wir wieder in größerer Breite unsere Betrachtung der sozialen Auswirkungen geistiger Störungen auf —, was den ersten Untersuchern auf diesem Gebiete so überraschend erschien: daß alle Auffangestellen sozialer Unzulänglichkeiten und Minderwertigkeiten, von Fürsorgeerziehungsanstalt und Obdach angefangen bis hin zu den Arbeitshäusern, Gefängnissen und Zuchthäusern, in großer Zahl solche Individuen beherbergen, die psychisch minderwertig, pathologisch minderwertig sind. Es handelt sich dabei — dies wird man aus den vorangegangenen Auseinandersetzungen auch leicht verstehen — weniger um echte Psychosen als um leichtere Grenzfälle: Schwachsinnige, Epileptiker, Psychopathen und ähnliche, die von ihren sozialpsychischen Defekten in diese Sammelbecken sozialer Unzulänglichkeit hineingezogen worden sind. Es hat keinen Wert, in dem Zusammenhang, auf den es hier ankommt, mit einem umfassenden Beweismaterial von Zahlen zu kommen und so große Statistik zu treiben. Es genügt der Hinweis, daß die Grundergebnisse der verschiedenen Untersuchungen und der verschiedensten Untersucher, die durchaus nicht alle besonders dazu neigten, überall Pathologisches und Geisteskrankheit zu wittern und anzuerkennen, dazu führten, etwa ein Drittel dieser Insassen als psychisch abnorm anzuerkennen, wobei die Zahlen nur noch je nach der Art des unsozialen Materials variierten, aber eher noch über als unter den genannten Zahlenverhältnissen lagen. Alle solche Feststellungen lassen es daher auch gerechtfertigt erscheinen, wenn man das Verbrecherproblem und insbesondere die Frage der Verbrecherbehandlung und -bekämpfung in einen bestimmten Zusammenhang mit den Erscheinungen der geistigen Defektuosität und psychopathischen Minderwertigkeit bringt, und in der Tat haben bedeutsame Reformbestrebungen auf diesem Gebiete, wie die der Internationalen kriminalistischen Vereinigung, das *Minderwertigenproblem*, das nicht zum wenigsten um diese unsozialen psychopathischen Elemente kreist, zu einem der Hauptzentren ihres Arbeitsgebietes erhoben. Von hier aus läßt es sich dann auch verstehen, daß speziell von Irrenärzten — insbesondere dem italienischen Psychiater L o m b r o s o — der Anstoß zu einer naturwissenschaftlichen, man könnte auch sagen: medizinisch-irrenkundlichen Betrachtung des Verbrechers ausgegangen ist und daß man versucht hat, den Verbrecher, soweit er aus dem Hang seines inneren Wesens zu einem dauernden unsozialen Treiben geführt wird, als eine besondere abartige — abnorme — Spielform der Gattung Mensch zu erfassen. Darin steckt — beiläufig — der Sinn, der Kern jener kriminal-anthropologischen Lehre vom homo delinquens, dem geborenen Ver-

brecher, die eine scharfe Kritik und Gegnerschaft gefunden
hat, die aber doch sich als fruchtbar für die weitere Ver-
brecherforschung erwiesen hat. Doch ist es hier nicht unsere
Aufgabe, das naturwissenschaftliche Verbrecherproblem zu
lösen, und so verzichten wir darauf, kritisch diese Fragen
eines anderen Wissenschaftsgebietes zu verfolgen; sie sind
zudem in meinen Büchern: „Die psychopathischen Verbrecher" (2. Aufl. 1927) und „Kriminalpsychopathologie und
naturwissenschaftliche Verbrecherkunde" (2. Aufl. 1930) ein-
gehender behandelt. Statt dessen kehren wir vielmehr zu den
sonstigen Erscheinungen zurück, in denen die Auswirkungen
geistiger Störungen im Gemeinschaftsleben sich kundgeben.

Schon am sozialen Schicksal der Psychopathen ließ sich
aufdringlich erkennen: Der enge Zusammenhang zwischen
sozialem Versagen und geistiger Störung bringt es ohne
weiteres mit sich, daß nicht nur die einzelne Äußerung des
Kranken im sozialen Leben, sondern schließlich sein ganzer
Lebenslauf von der Psychose her bestimmt wird, daß seine
„Lebenskurve" durch sie ihre besondere Form und Ablaufs-
weise erhält. Das wird weniger deutlich bei den Fällen mit
angeborenen krankhaften Mängeln, bei den Psychopathen
und dergleichen, wo die Lebenslinie und Lebenskurve von
vornherein in der Richtung festgelegt ist und weiter abläuft,
die durch die psychopathische Wesensart ein für allemal gegeben ist; es tritt aber um so prägnanter da hervor, wo —
wie bei der Psychose — zu irgendeinem Zeitpunkt eine mehr
oder weniger plötzliche und weitgehende pathologische Wandlung im Seelenleben erfolgt, die eine entsprechende schwerwiegende Wendung im äußeren Leben nach sich zieht. Hier
erfährt die bisher festgehaltene Lebenslinie von den pathologischen Einflüssen der Krankheit her eine charakteristische
Richtungsänderung, die ganze soziale Lebenskurve erleidet
einen Knick, der um so bezeichnender ist, als er zeitlich durchaus mit dem Knick in der seelischen Lebenskurve zusammen-
fällt. Beispiele dafür strömen einem von den verschiedensten
Psychosen her ohne weiteres zu: Der bisher lebhaft inter-
essierte, geistig angeregte Student, der zu den schönsten
Zukunftshoffnungen berechtigte, wird von einer gewissen Zeit

an zunehmend gleichgültig, stumpf, hat keinen Drang mehr, weiterzukommen, verliert jeden inneren Antrieb und sinkt schließlich zu einem inhaltlosen, lebensleeren Dasein hinab: so der Typus des hebephrenen Lebensganges, einer farblosen Jugendspielart der Schizophrenie. Der bisher so vorsichtige, gediegene, in jeder Hinsicht vertrauenswürdige Geschäftsmann wird plötzlich zu seinem ganzen Gegenteil: zum bedenklichen unsoliden Geschäftemacher und waghalsigen Spekulanten: der Knick in der Lebenskurve bei einsetzender Paralyse. Der treue Gatte, brave Familienvater und zuverlässige Handwerker und Bürger gibt sich unvermittelt Ausschweifungen aller Art in Liebe, Spiel und Trunk hin, entzieht sich allen sozialen Bindungen und Verpflichtungen, sucht gesellschaftlichen Anschluß an allerhand minderwertiges Gesindel und kommt schließlich wirtschaftlich und gesellschaftlich mehr und mehr herab: der steile Abstieg der Lebenslinie beim Auftreten der manischen Psychose. So und ähnlich läuft die soziale Lebenskurve dem Gange der seelischen Erkrankung parallel und gelegentlich so weitgehend und durchsichtig, daß der erfahrene Irrenarzt aus der Ablaufsform dieser sozialen Kurve die Verlaufsweise der Psychose: den Zeitpunkt ihres Einsetzens, ihre Besserungen und Stillstände oder ihr weiteres Fortschreiten bis zur Unheilbarkeit ablesen kann.

Haben wir im allgemeinen das Versagen der Angleichung an die Gemeinschaft und die Störung des Gemeinschaftslebens zu den charakteristischsten Auswirkungen psychischer Erkrankungen zu rechnen, so dürfen wir doch — bezeichnend für die Vielseitigkeit der Zusammenhänge, die zwischen Psychose und Gemeinschaftssphäre bestehen — eine entgegengesetzte Erfahrung nicht außer acht lassen: Gelegentlich kann die Psychose auch umgekehrt im Sinne der *Gemeinschaftsbildung* und Gemeinschaftsförderung wirken. So kommt es beispielsweise vor, zumal bei engem Zusammenleben im Familienkreise und ähnlichem, daß gewisse Krankheitserscheinungen eines geisteskranken Mitgliedes von den anderen übernommen werden, besonders wenn dieser Geisteskranke die geistig stärkere und überlegenere Persönlichkeit ist. Bei solchem „*induziertem*" Irresein nehmen die Personen der Umgebung des Kranken vor allem seine krankhaften Anschauungen, seine Wahnideen — und zwar Verfolgungsideen so gut wie Größenideen, also die Inhalte des Erfindungswahns, des Reformatorenwahns, des Querulantenwahns und anderes — geistig auf, halten an diesen Wahnideen als eigenen Überzeugungen fest und vertreten und verfechten sie schließlich auch nach außen hin. So ergibt sich hier aus dem einfachen Zusammenleben von Kranken und Gesunden, aus der natürlichen Gemeinsamkeit ihres Lebens eine pathologische Gemeinschaft, und zwar zunächst eine pathologische Überzeugungsgemeinschaft, und diese weitet sich dann von selbst und folgerichtig zu eben einer solchen pathologischen Gemeinschaft des Handelns und der Lebensführung überhaupt aus. Auch das ist noch nicht alles: Geisteskranke wie auch Psychopathen können zum Ausgangs- und Mittelpunkt von ganzen geistigen Gemeinschaftsbildungen, von religiösen und anderen Sekten werden. Hierbei pflegt die faszinierende Kraft und Wirkung, die von krankhaften Geisteserscheinungen ausgehen, so insbesondere von den phantastischen oder religiösen Wahnideen der Paranoiker, von den visionären Erlebnissen der Halluzinanten, von den ekstatischen und Krampferscheinungen der Hysterischen, von den mystischen und exzentrischen Anschauungen der Psychopathen usw.: alle diese faszinierenden Erscheinungen pflegen, sage ich, die Menschen an den Geisteskranken heranzuziehen und ihm eine wachsende Anhängerschaft zu verschaffen. Diese Art Vorgänge können dann gelegentlich an Umfang wie Bedeutung weit über das einfache Geschehen einer Gemeinschaftsbildung des alltäglichen Lebens hinausgehen, sie können zu lebhaften Wellenbewegungen im kulturellen und Geistesleben führen. In der Geschichte — in der Kulturgeschichte und vor allem in der Religionsgeschichte — sind solche pathologische Geschehnisse tatsächlich zur Genüge vertreten, und insbesondere in den vergangenen Epochen mangelhafter Aufgeklärtheit der Volksanschauungen haben sie sich zeitweise gehäuft.

Aber mag auch die Geistesstörung neben ihren gemein-

schaftsstörenden gelegentlich auch gemeinschaftsbildende
Wirkungen entfalten, das eine ist gewiß: Die Gesellschaft
ist um so sicherer fundiert, um so besser organisiert, je weniger sie von pathologischen Elementen durchsetzt ist. Geistige Gesundheit ihrer Mitglieder bildet die sicherste Grundlage für alle wertvolle Gemeinschaftsbildung, gibt die sicherste
Gewähr für ihren vollwertigen Bestand. Ein starker Einschlag
psychopathischer Elemente wirkt zweifellos schon wegen
ihrer Neigung zu unsozialem Tun zersetzend. Ein geringerer
Anteil wird mit Leichtigkeit durch den Einfluß der gesunden
Kräfte ausgeglichen, und dabei können gelegentlich hervorragende psychopathische Köpfe sogar nach Art eines Fer-
mentes auch anregend auf das allgemeine Geistesleben wirken. Doch dies gehört bereits in unsere Abschlußbetrachtung,
in das Thema: Kultur und Geisteskrankheit.

Geistesstörung und Kulturleben.

Spielen nach dem Gesagten die geistigen Erkrankungen
in mannigfacher Weise ins Leben der Gemeinschaft hinein,
so können sich ihre Auswirkungen nicht auf die bloße Ge-
sellschaftssphäre beschränken. Sie müssen jeweils auch auf
jene weiteren umfassenden Gebiete übergreifen, die mit dem
Leben der Gesellschaft verknüpft, in dieses verwoben sind.
Das sind die Bezirke des geistigen und kulturellen Lebens,
die höheren Lebenssphären des Weltanschaulichen, Religiösen, Künstlerischen usw. Auch diese werden — dies dürfen
wir von vornherein erwarten — im ganzen oder in ihren
Sonderbereichen mehr oder weniger betroffen, wenn psychisch abnorme Erscheinungen sich in der Gemeinschaft
geltend machen. An welchen Stellen des Kulturlebens dann
die Wirkung des Pathologischen erfolgt und in welchen Formen sie vor sich geht, läßt sich zunächst allgemein nicht
sagen. Fest steht nur, daß sowohl die einzelnen Persönlichkeiten wie auch ihre Betätigungen und Leistungen gerade
auf dem geistigen Lebensgebiete, das für sie wesentlich ist,
charakteristisch verändert zu werden pflegen, daß aber darüber hinaus auch noch die objektiven Geistesgebilde von
Lebensstil, Weltanschauung, Kunst usw. eine entsprechende

Beeinflussung erfahren können. Diese Niederschläge psychopathologischer Vorkommnisse im Kultur- und Geistesleben
sind nun freilich nur gelegentliche Erscheinungen, sind nur
Ausnahmen. Immerhin darf man sie nicht im Rahmen einer
Betrachtung übergehen, die die Welt des Geisteskranken von
allen Seiten her veranschaulichen und in allen ihren Lebensbeziehungen verständlich machen will. Durch sie bekommt
erst manche interessante Erscheinung, die uns im historischen
und insbesondere im kulturhistorischen Geschehen begegnet,
die richtige Beleuchtung. Freilich müssen wir bei diesem
heiklen Thema mit besonderer Behutsamkeit und Kritik
vorgehen.

Vielerlei kommt zusammen, was uns verständlich macht,
daß zwei so verschiedenartige, ja entgegengesetzte Erscheinungen wie die seelischen Krankheitsvorgänge, also die *natur-
haften Minderwerte* einerseits, und die Kulturerscheinungen,
das heißt also die *geistigen Wertgebilde* andererseits, in
Berührung und inneren Zusammenhang kommen. Die Hauptsache ist kurz gesagt folgende: Der Geisteskranke — wenigstens der Geisteskranke, mit dem wir gemeinhin zu tun
haben — ist so gut wie der Gesundbleibende ein Kulturmensch, das heißt ein Mensch, der unter dem Einflusse kulturel-
ler Anschauungen: Sitten, Traditionen usw., aufgewachsen ist
und von dem geistigen und kulturellen Leben seiner Zeit
beeinflußt und geprägt ist. Er hat von allen diesen geistigen
und Kulturmächten: von Wissenschaft und Kunst, Religion
und Weltanschauung, Bestandteile aufgenommen und in sich
weiterverarbeitet, und zwar um so mehr, je höher sein geistiges und Kulturniveau war und je stärker er an dem ideellen
Leben seiner Zeit Anteil nahm. All das geht nun in der
Geisteskrankheit und mit ihr durchaus nicht immer und
ohne weiteres verloren. Es fließt sogar in die psychischen
Krankheitsgebilde mehr oder weniger mit hinein und wird
zu einem kaum noch ausscheidbaren Bestandteil der Psychose
selbst. Man muß sich nur einmal unter diesem Gesichtspunkte gewisse Geisteskranke, insbesondere die Wahnkran-
ken mit ihrem politischen Verfolgungswahn, ihrem religiösen Größenwahn, ihrem Reformatoren- und Erfinderwahn

usw., genauer ansehen, um zu erkennen, was alles an kulturellen und geistigen Inhalten: Kenntnissen, Anschauungen Idealen usw., darin steckt. Das gleiche gilt nun auch für psychotische Krankheitszüge anderer Art, wenn sich auch dieser Kultureinfluß nicht immer so aufdringlich und auf den ersten Blick an der Psychose verrät. So spiegeln sich beispielsweise in den Zwangsvorstellungen mit Vorliebe ethische Anschauungen und sittliche Normen wieder, in der Melancholie religiöse Vorstellungen von Schuld und Sünde, in der Schizophrenie weltanschauliche und kosmologische Denkweisen und ähnliches mehr, und zwar vielfach in unmittelbar erkennbarer Form, nicht selten freilich auch psychotisch umgewandelt und entstellt. Dies kann so weit gehen, daß die jeweiligen aktuellen Zeitanschauungen, der *„Zeitgeist"*, sozusagen aus den pathologischen Erscheinungen herausblickt und daß wir dann aus der Psychose, wenn auch nur in beschränktem Umfange, mancherlei herauslesen können, was uns auf das geistige und Kulturleben einer Zeitepoche hinweist.

Es gibt beispielsweise gewisse Krankheitsvorgänge, denen wir so ziemlich zu allen Zeiten, von denen uns Kunde wurde, begegnen und die wir besonders im Rahmen des Gemeinschafts- und Massengeschehens immer wieder treffen. Es sind dies gewisse seelisch-nervöse Ausnahmeerscheinungen und -vorgänge, die eine sehr starke seelische Wirkung auf die Umgebung ausüben und die man etwas farblos als hysterieartige *(hysteriforme)* zu bezeichnen pflegt. Sie äußern sich teils in krampfhaften Bewegungserscheinungen, in konvulsionären Entladungen, teils in selbsttätig ablaufenden geistigen Äußerungen, in psychischen Automatismen (automatisches Sprechen und dergleichen), weiter in Abspaltungen einzelner Persönlichkeitsseiten in Form von Persönlichkeitsverdoppelungen, sodann in eigentümlichen Bewußtseinseinengungen des Außersichseins und ähnlichem mehr. Wir können nun diese pathologischen Seelenerscheinungen in immer wechselnden Gestaltungen, in (scheinbar) immer neuen, (tatsächlich aber) durch die wechselnden Kultureinflüsse jeweils umgeprägten Formen durch die ganze Kulturgeschichte hindurch verfolgen. Wir finden sie in der Frühgeschichte der Menschheit bei gewissen alttestamentarischen Propheten, wenn der Geist Gottes über sie kam. Wir begegnen ihnen bei den Dionysien des griechischen Bacchuskultes an den konvulsionären Erregungen der von der Gottheit erfüllten, „enthusiasmierten" Teilnehmer. Wir treffen sie im niedergehenden Mittelalter mit seinem Teufels- und Hexenglauben in Form der Besessenheitsepidemien, die besonders in den Klöstern wucherten, wir finden sie weiter als religiöse Inspirations- und Erleuchtungserscheinungen in der Zeit der religiösen Glaubenskämpfe, so bei den Inspirierten des Cevennenaufstandes in Frankreich, wir sehen sie noch später — im Zeitalter der Romantik — als magische und mystische Seelenvorgänge, wie sie uns Justinus Kerner in seinen Schilderungen der „Seherin von Prevorst" hinterlassen hat, und wir finden sie schließlich noch heutzutage in den Krampfausbrüchen und Zungenreden moderner Sekten, so in den Gebetsversammlungen der Pfingstgemeinden, oder auch — nun freilich auf einem ganz anderen Kulturniveau — in den Verzückungszuständen der priesterlichen Medizinmänner und Schamanen bei primitiven Volksstämmen.

Nun, Erscheinungen dieser Art sind gewiß belehrend. Sie lehren uns nicht nur, wie kulturelle Einflüsse in psychotisches Geschehen hineinströmen, sondern auch umgekehrt, wie psychopathologische Einschläge in geschichtliche und kulturgeschichtliche Abläufe hineinkommen und ihnen das bezeichnende Gepräge geben. Das Gebiet dieser vom Pathologischen her bestimmten und daher vom Pathologischen her zu klärenden Erscheinungen in Historie und Kulturhistorie umfaßt naturgemäß mehr, als diese Andeutungen vermuten lassen, und so manche befremdenden Ausnahmevorkommnisse, die uns zumal aus Zeiten aufs höchste erregten Geisteslebens, geistiger Verirrungen und gesteigerten Aber- und Irrglaubens überliefert sind, lassen mit gutem Grunde die Annahme zu, daß eine ihrer Hauptwurzeln ins Pathologische reichte.

Aber auch sonst dürfen wir nicht vergessen: Wenn Menschen irgendwie aus dem Durchschnitt herausragen, sei es aus äußeren Gründen der Abkunft oder Stellung, sei es aus inneren Gründen ihres überragenden Geistes und Könnens, und wenn sie aus den gleichen Gründen in Zeit- und Kulturgeschehen hineinwirken, so muß es sich irgendwie auch in diesem Zeit- und Kulturgeschehen geltend machen, wenn sie von der Psychose getroffen werden oder sonstwie psychisch abnorme Erscheinungen bieten. Das braucht nun nicht immer so durchsichtig zu sein wie etwa bei der Jungfrau von Orleans, wo die visionären Erlebnisse dieses einfachen Hirtenmädchens von ausschlaggebender Bedeutung für die Kämpfe der Franzosen gegen die Engländer wurden; es braucht auch nicht so kraß zutage zu treten wie an den Cäsaren des julisch-klaudischen Herrscherhauses, jener seelisch entarteten Sprossen eines entarteten Stammes, deren psychopathischen Exzesse äußerer Macht- und Herrscherbetätigung von schwerwiegenden Folgen für die Geschicke Roms wurden; es braucht von außen gesehen überhaupt nicht deutlich zu werden, weil die Handlungen eines Psychopathen oder Geisteskranken durchaus nicht immer den Stempel ihres pathologischen Ursprungs an sich tragen oder sonstwie ihre krankhaften Motive verraten. Wer aber mit irrenärztlicher Sachkenntnis historische Quellen zu lesen weiß — von mittelalterlichen beispielsweise etwa die Limburger Chronik oder jene (späteren) Urkunden, die sich auf die Wiedertäuferbewegung von Münster (1534) beziehen —, der findet auch die pathologischen Anteile an den geschichtlichen Ereignissen (und bei den Wiedertäufern insbesondere auch an den führenden Kräften und Persönlichkeiten) heraus.

Jedenfalls steht fest — und schon die wenigen Beispiele lassen es erkennen —, daß gelegentlich Geschichte gemacht wird, Geschichte zustande kommt, indem seelisches Krankheitsgeschick und Krankheitsgeschehen sich in geschichtliches Geschehen hinein verflicht. Würde man daher in dieser Weise systematisch vom Pathologischen aus Streifzüge durch die Geschichte von Völkern und Kulturen unternehmen, so würde so manches Geschehnis eine überraschende Beleuchtung und selbst Aufklärung erfahren. Freilich heißt es hier wie überall, wo Psychopathisches in Frage kommt, mit gebührender Vorsicht zu Werke gehen. Es geht nicht an,

etwa alles, was man zu irgendeiner Zeit an Auffallendem,
Ungewöhnlichem, Ausnahmsweisem antrifft, nun schon deswegen als pathologisch zu erklären, weil es sich auf andere
Weise nicht so bequem erklären läßt. Mehr als sonst muß
man sich in der Geschichtssphäre bewußt bleiben, daß ab-
weichende Zeit- und Kulturverhältnisse und daß insbesondere überragende Persönlichkeiten von ungewöhnlichem Aus-
maß auch außergewöhnliche historische Äußerungen und
Leistungen zeitigen. Doch verzichten wir hier auf den an sich
verlockenden Versuch, den psychopathologischen Einschlägen
im geschichtlichen Leben nachzuspüren. Er führt zu schnell
in ganz andere Forschungskreise hinein. Wir verbleiben vielmehr im Umkreise des uns angehenden psychopathologischen
Bezirks, indem wir uns mit einem allgemeinen Überblick über
die Hauptzusammenhänge begnügen, die wir zwischen krankhaften Seelenvorgängen und Geistes- und Kulturleben antreffen.

Wir beginnen mit dem Aufdringlichsten und Augenfällig-
sten, woran man im allgemeinen denkt, wenn man die Wirkung der Geisteskrankheit in Kultur und Geistesleben ins
Auge faßt: Die Psychose schädigt den Geist und damit die
Geistes- und Kultursphäre des Menschen: das gilt als feststehende Wahrheit, für die man zum Beweis nicht erst lange
schwere Krankheitsfälle von schizophrener Verworrenheit,
paralytischer Verblödung, Altersschwachsinn und dergleichen
heranzuholen braucht. Auch aus den Kreisen schöpferischer
Persönlichkeiten lassen sich unschwer einzelne heranziehen,
die zeigen, wie die einsetzende Geistesstörung das hohe
Geistesniveau und die hochwertigen Leistungen der schöpferischen Persönlichkeit herabsenken (Maupassants Paralyse und andere mehr).

Nun ist aber dieser *quantitative* Ausfall an geistigen Fähigkeiten und Leistungen nur die allergröbste Wirkung der
Geisteskrankheit, nicht ihre einzige und gewiß nicht die interessanteste. Auch *qualitative* Änderungen in der Geistes-
und Kultursphäre des Menschen kommen als Folgen geistiger
Störungen vor, ja sie überwiegen da, wo es nicht zu grobem
Zerfall und Zerstörung des Seelischen kommt. Es hält nicht

schwer, aus der eigenen irrenärztlichen Erfahrung ein beliebiges Beispiel darzubieten:

Ein junges Mädchen, bisher nicht weiter fromm, wird mit 27 Jahren von einer schizophrenen Erkrankung befallen, die mit eigentümlichem psychotischem Erleben religiöser Färbung einhergeht. Sie empfindet, daß sie sterben muß, fühlt sich aber dabei ganz eingehüllt in Gottes Gnade. Sie bittet Gott um Vergebung der Sünden und dergleichen. Der Anfall geht wieder vorüber, sie selbst aber verarbeitet das psychotische Erlebnis in religiösem Sinne weiter: Gott hatte immer acht auf ihre Wege, er bewahrte sie vor Anfechtung und ähnliches mehr. Sie wird nun strenggläubig, geht in religiöse Versammlungen, wählt den Diakonissenberuf, weil sie Gott dienen und innerlich in der Geisteshingabe weitergeführt werden sollte usw. Spätere psychotische Anfälle, die sie zum Teil in die Irrenanstalt bringen, haben den gleichen religiösen Erlebnischarakter und erfahren die gleiche religiöse Verarbeitung im Sinne der geistigen Vergewaltigung, der Teufelsbesessenheit und so fort.

Nun, hier ist von einer Senkung des geistigen und kulturellen Niveaus, von einem Verfall bei der Kranken nicht die Rede. Im Gegenteil, der „Quantität" nach gemessen kann man eher von einem Zuwachs an geistigen und kulturellen Werten: an religiösen Anschauungen, religiösen Idealen und dergleichen, reden. Das Wesentliche aber ist das *qualitativ* Besondere, was durch die Psychose in die Person und ihr geistig-kulturelles Leben hineinkommt, die *persönliche Entwicklung und Wandlung* von religiös gleichgültiger Geisteshaltung zu religiöser Strenggläubigkeit. Das hat nun weiter keine weitreichende Bedeutung, solange es sich, wie hier, um sozusagen alltägliche Durchschnittskranke handelt. Anders dagegen, wenn Persönlichkeiten von kulturellem und geistigem Gewicht in dieser Weise qualitativ durch die Geistesstörung beeinflußt werden. Dann erhält auch ihre eigentliche kulturelle Leistung, ihr Schaffen und Werk von der Krankheit her die bezeichnende Eigenart und Färbung und vor allem die bezeichnende Wandlung. Auch hier sieht man den geistigen Schöpfungen nicht immer ohne weiteres den Anteil der Psychose an dem Zustandekommen an. So erfuhr erst in jüngster Zeit das eigenartige Lebenswerk des österreichischen Rokokokünstlers F. X. Messerschmidt eine eigenartige Aufklärung: Nachdem er anfangs in jungen Jahren anmutig schöne Bildwerke geschaffen, bevorzugte er in späteren Jahren in seiner Produktion „Charakterköpfe" und dergleichen, die von der verzerrten Grimasse, der grotesken Fratze beherrscht sind und denen gegenüber ihm die früheren Schöpfungen und ihre Schönheit nichts mehr bedeuteten. Dazwischen fällt nun eine psychische Erkrankung, in der er sich von Dämonen verfolgt wähnte. Um diese abzuschrecken und fernzuhalten, neigte er zu absonderlichem Grimassieren — eine krankhafte Neigung, die dann auch in seiner Kunst ihren Niederschlag fand. Seine grimassierenden Charakterköpfe hatten also eine ähnliche abschreckende Bedeutung für ihn wie gewisse verzerrte Kultmasken bei primitiven Völkern.

Der in Abb. 7 wiedergegebene „Erste Schnabelkopf" mit seinen fest zusammengepreßten und schnabelförmig nach vorn ausgezogenen Lippen weist speziell auf die bei vielen seiner Bildwerke zum Ausdruck kommende krankhafte Tendenz des Künstlers hin, den „Geistern" den Einfluß auf den Körper zu versperren. Der Zusammenhang mit psychotischen Einflüssen ist übrigens gerade für diese Schnabelkopfskulpturen durch die Beobachtungen von Friedrich Nicolai, der Messerschmidt seinerzeit besuchte, sichergestellt. Als Erklärung gab M. dem Besucher an: Der ihn verfolgende Geist habe ihn gezwickt, und er habe ihn wieder gezwickt, bis die Figuren herausgekommen wären. Nach Nicolai kniff sich

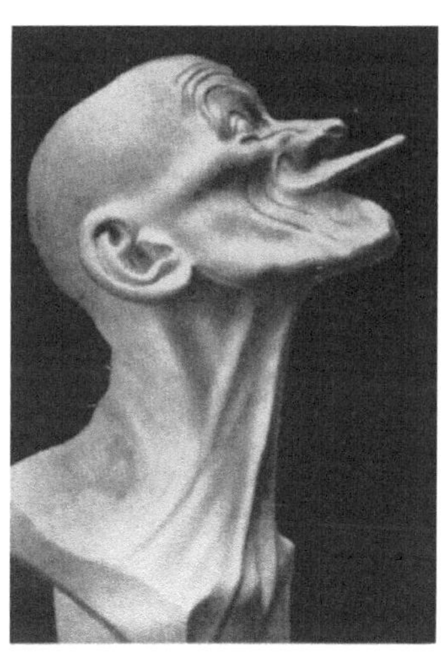

Abb. 7. „Erster Schnabelkopf" von F. X. Messerschmidt, ein von der Psychose geprägtes Kunstwerk. Erklärung nebenstehend. (Aus Imago **19**, 385, Kris.)

der Künstler bei seinen Arbeiten und schnitt Grimassen, da er glaubte, dadurch „die bewunderungswürdigste Wirkung über seine Herrschaft über die Geister zu erfahren" (K r i s).

Was sich nun hier in charakteristischer Prägung des Kunstwerks sowie in bezeichnender Wandlung der Kunstform, des Kunststils, offenbart: die *gestaltende Kraft der Psychose*, das kann ebensogut auch in anderen geistigen Wandlungen und Schöpfungen seinen Ausdruck finden.

149

Swedenborg, der „Geisterseher", wie ihn Kant gezeichnet hat, war zunächst ein streng naturwissenschaftlicher Denker und Gelehrter. Erst als im späteren Alter eine halluzinatorische Geistesstörung von ihm Besitz ergriff, wurde er zum mystischen Seher seiner eigenen krankhaften Offenbarungen und zum Schöpfer eines magisch gefärbten theosophischen Werkes und einer neuen Religion und Kirche. Ein ähnlicher Umschwung — und zwar speziell eine weltanschauliche Umwandlung von naturwissenschaftlichen Anschauungen zu eigentümlich mystisch-metaphysischen — vollzog sich übrigens auch in Geistesart und Werk von Strindberg, nachdem er die psychotische Phase seines Inferno durchlebt hatte.

Bringt so — wir können es nicht ableugnen — die Psychose eigenartige Sonderzüge, eigenartige Gestaltungen in geistigen Schöpfungen hervor, so liegt die Frage nahe: Kann sie etwa auch von sich aus Eigenartiges, *Originelles* neu schaffen? Die Frage erscheint denkbar absurd. Aber man sehe sich nur einmal die psychischen Krankheitserscheinungen, die Krankheitssymptome als das an, was sie doch tatsächlich sind: als geistige Produkte der Psychose, und da wird man zugeben müssen, daß die Geistesstörung da und dort aus sich heraus zwar krankhafte, aber originelle Schöpfungen vollbringt. Da entsteigen großartig wechselvolle Erlebnisreihen dem Opium- oder Haschischrausch, da entsteht eine abenteuerlich wandlungsvolle Phantastik aus dem Alkoholdelir, da werden ganze Kinodramen im hysterischen Traumzustand produziert, ganze umfassende Gedankensysteme vom Wahndenken der Paranoiker herausgebildet, ganze Lebensromane von psychopathischen Schwindlernaturen fabuliert, um nur das Allergröbste zu nennen. Alle solche Gebilde sind gewiß krankhaften Ursprungs, aber doch geistige Neuschöpfungen, und sie sind als solche gelegentlich auch von ihren Erzeugern, soweit diese überhaupt produktive Persönlichkeiten waren, anerkannt worden, indem sie sie einfach in ihr Schaffen mit hineinnahmen. In einzelnen lyrischen Gedichten eines Coleridge findet man etwa die krankhaften Erlebnisse des Opiumrausches, in Novellen von Poe die des Alkoholdelirs, in Nervals „Aurelia" die einer schizophrenen

Krankheitsphase wieder. Und wenn auch hier die psychischen
Krankheitsprodukte gewöhnlich erst noch einer künstlerischen
Nachbehandlung unterworfen worden sind, so sind und bleiben sie doch künstlerisch verwertete und also auch künstlerisch verwertbare Geistesproduktionen.

Nach solchen Erfahrungen können wir uns nun nicht groß
verwundern, wenn wir gelegentlich in der Psychose noch
mehr und anderes finden: daß sich in ihr und durch sie
geistige Quellen auftun, geistige Leistungen herausbilden, die
der Person sonst im Durchschnittsleben versagt sind. Auch
hier greife ich einen Fall aus der eigenen unmittelbaren irrenärztlichen Beobachtung heraus; er ist gewiß kein alltäglicher,
aber er steht auch durchaus nicht einzig da.

Ein junges Mädchen, nicht unbegabt und wohl auch nicht oberfläch-
lich, wenn auch eine Zeitlang sich hart am Rande gefährdeter Großstadt-
existenz bewegend, wird von einer schweren Schizophrenie befallen. Dabei erfährt ihr geistiges Leben einen unverkennbaren Aufschwung. Ein
Selbstmordversuch, die Reaktion auf das Gefühl der inneren Haltlosigkeit,
leitet die Störung ein, deren Hereinbrechen sie selbst als das „Herannahen
eines gewaltigen Schicksals“ ahnt. Und nun setzt eine reiche, ja stür-
mische seelische Entwicklung ein, von ihr selbst als glückhafter Zustand
innerlich erlebt, wie wenn sie „ganz vom Göttlichen durchwühlt“ sei.
Eine geistige Produktivität bricht aus ihr hervor, die in mannigfachen
Formen — dichterischen, zeichnerischen — ihren Niederschlag findet. In
Tagebuchblättern: „geschrieben in den Stunden engster Lebenseingeschränkt-
heit, wo meine Seele stündlich unter dem sichtbaren Zeichen eines Gottes
erschauerte“, ergießt sich in dithyrambisch gehobenen Zeilen ein reiches
inneres Leben. Sie findet für ihr intensives Erleben kurze Strophen,
freie Rhythmen, an sich gewiß nicht ausgeglichen und von letzter Voll-
endung, aber doch unverkennbar dichterischer Ausdruck einer stark bewegten Seele:

> „In von Gott geküßter Süße
> blühen stille Blumen in dem Garten der göttlichen Seele
> und tief dankbar öffnen sie dem himmlischen Lichte
> die tränengefüllten Kelche.“ — — —

> „In dem Flieder müdet der Abend
> und zärtlich bebend schlägt er seine tief dunkel getönten
> Abendlieder mir um die in hellen Schritten müde gewordenen
> Glieder.“

Immer neue Fassungen der gleichen Verse geben Kunde von dem
steten inneren Ringen um eine vollkommene Form und eine charakteristische Prägung. Im freien Vortrage der Niederschriften verrät die aus-

drucksvoll belebte, bebend vibrierende Stimme die starke Affektbewegung
und innere Spannung der Kranken. Zeichnungen begleiten ihre schriftlichen Ergüsse, und zwar nicht in Form banaler Wiedergaben realer
Dinge, sondern als bedeutungsschwere Andeutungen der sie durchströmen-
den Gefühle: Ein Gewirr von Stämmen und Ästen gibt etwa ihre abend-
lichen Verstimmungen symbolhaft wieder. Dies alles verblaßt schließlich, die Schizophrenie schreitet schnell fort, und die geistigen Äußerungen der Kranken heben sich kaum mehr von den gewohnten Durch-
schnittsbildern solcher „Fälle" schwerster Psychose ab.

Hier hat — wir können es nicht anders ansehen — die Psychose das Seelenleben aufgelockert und für eine neuartige
hochwertige Leistung bereitgestellt. Während sie sonst nur
störend in das fein abgestimmte Triebwerk der seelischen
Verrichtungen eingreift, hat sie hier Triebkräfte der Seele,
psychische Unterströmungen, schöpferische Impulse der Ge-
fühls- und Phantasiesphäre frei und wirksam gemacht, die
vorher — im Zustande geistiger Gesundheit, in der vom ratio-
nalen Denken beherrschten normalen Geistesverfassung —
gehemmt und zur Untätigkeit verurteilt waren. Derlei begegnet uns auch sonst bei anderen Psychosen und auf anderen
Gebieten geistiger Werttätigkeit. Wurde es doch beispielsweise möglich, durch systematisches Sammeln von solchen
Produkten der Psychose an der Heidelberger Irrenklinik ein
ganzes Museum von Bildwerken geisteskranker Anstaltskünst-
ler zu gewinnen, die z. T. erst in der Psychose und infolge der
Psychose bildnerisch zu schaffen begannen. Unter ihnen befinden sich so manche, die auch von künstlerischen Kritikern
als kleine Kunstwerke anerkannt wurden.

Beobachtungen dieser Art lassen sich im übrigen mit gewissen Erfahrungen über das geistige Schaffen schöpferischer
Naturen in Verbindung bringen, die uns darüber belehren,
daß gerade der Zustand der schöpferischen Inspiration oft
genug unter abnormen Bedingungen, so vor allem unter
traumhaften Bewußtseinsänderungen oder visionären Begleiterscheinungen abläuft. Otto Ludwig hat beispielsweise in
wiederholten Selbstbekenntnissen darauf hingewiesen, daß gewisse visionäre Gebilde: Farben, Beleuchtungs- und Formen-
phänomene aufs engste mit seiner dichterischen Produktion
verknüpft sind, und er hat geradezu mit der Erkenntnis

dieses seines „Farben- und Formenspektrums" — wie er es nannte — das Rätsel seines geistigen Schaffens psychologisch gelöst geglaubt. In diesem Zusammenhang läßt sich auch jene andere alltäglichere, aber nichtsdestoweniger doch bedeutsame Erfahrung heranzuziehen, daß der *Alkohol*, also ein Hirngift und damit eine pathologische Triebkraft, in geeigneten Fällen die Produktivität zu fördern vermag. An E. Th. H o f f m a n n, dem romantischen Dichter, rühmte sein Intimus H i t z i g das „stundenlang aufsteigende Feuerwerk von Witz und Phantasie", das einsetzte, wenn er vom Alkohol „montiert" war. Ähnlich schöpferisch anregend erweist sich aber selbst eine *reine* Krankheitserscheinung: der Zustand der *Manie*, die manische Erregung, die wenigstens in ihren leichteren Formen die geistigen Leistungen einer glücklichen Begabung zu fördern vermag. Diese manische Erregung setzt ähnlich wie der Alkohol das Gedankenwerk in lebhafte Bewegung und macht dadurch selbst den banalen Durchschnittsmenschen zu einem anregenden Gesellschafter, der durch Wortspiele, lebhaften Witz, Gedankenblitze und dergleichen wenigstens für den Augenblick zu wirken vermag. Daß aber diese manische Erregung den Menschen auch direkt zum Dichter werden lassen kann, zeigt das Beispiel des Künstlers S t a u f f e r - Bern, der wie so manche künstlerisch hochwertige Begabungen gerade aus dem Umkreise des manisch-depressiven Irreseins stammt. Er kam in der manischen Psychose und durch diese zu einem überstürzten lyrischen Schaffen, das zwar in einzelnen Gedichten mancherlei Schlacken aus der psychotisch getrübten Quelle mit sich führte, aber auch reine dichterische Wertgebilde enthielt.

Nach solchen, wenn auch nur vereinzelt zu gewinnenden Erfahrungen über die produktive Förderkraft psychopathologischer Vorgänge liegt die Frage nahe, wie es eigentlich mit den *produktiven Begabungen* auf dem Boden des Pathologischen steht. Nun, wir können nicht ableugnen, daß wir manche psychopathische Naturen als künstlerisch, als dichterisch begabt ansprechen können. Wir finden unter ihnen übersensitive Künstlernaturen, die allenthalben von den Lebensreizen in lebhafte seelische Schwingungen versetzt und zu

reichem seelischem Erleben und Gestalten angeregt werden.
Wir finden unter ihnen phantastische Veranlagungen mit
reicher Phantasiebegabung und überlebhafter sinnlicher („vi-
sionärer") Vorstellungskraft, die aus dieser Begabung heraus
zu dichterischem Fabulieren gelangen und ähnliches mehr.
Der Komponist Hector Berlioz kann hier als eine solche
psychopathische Künstlernatur, der Dichter Clemens Bren-
tano als psychopathische Fabuliernatur angeführt werden.

Damit sind wir nun zugleich in beunruhigende Nähe des
berüchtigten Schlagwortes von *Genie und Irrsinn* gelangt, und
ihm gebühren einige kritische Worte. Genie und Geisteskrankheit in engsten ursächlichen Zusammenhang zu bringen, Genie etwa als Ausfluß der Geisteskrankheit anzuerkennen, ist selbstverständlich Unsinn. Dagegen ist auf eine aus
unvoreingenommener Betrachtung gewonnene Erfahrung hinzuweisen, die aber selbstverständlich nur für einen bestimmten Kreis innerhalb dieser produktiven Naturen gilt: Hoch-
begabte stammen nicht so selten aus geistig hochstehenden
Familien, die nicht frei von pathologischen Mitgliedern sind;
sie weisen auch nicht selten gewisse Konstitutionsmängel im
Sinne einer körperlich-seelischen Widerstandsschwäche auf:
Goethes Hinweis auf die „sensiblen, besonders zarten Organe
ausgezeichneter Talente"; manche haben auch disharmonische,
unebenmäßig-unausgeglichene seelische Anlagen, infolge deren
sie auf die Belastungsproben des Schicksals leicht mit abnormen seelischen Reaktionen antworten; und schließlich sind
einige von ihnen tatsächlich später in Geisteskrankheit verfallen. Alles dies macht den Hinweis verständlich, ob nicht
produktive Begabungen gerade auch dann auftreten, wenn
sich ein Stamm der Entartung zuneigt, wobei dann neben
unternormalen auch übernormale Sprossen sich einstellen.
Freilich ist mit solchen Hinweisen das Problem des Schöpferischen und das Wesen des Genies nichts weniger als erfaßt
und gelöst. Dürfen wir doch nicht übersehen, daß sonst im
Leben alle Wertgebilde an Vollwertigkeiten und gerade auch
an biologische Vollwertigkeiten gebunden zu sein pflegen, wie
ja auch die harmonisch veranlagten Genies, die wir kennen,
uns umgekehrt bestätigen, daß geistige Wertleistungen gerade

aus voller Normalität und Gesundheit erwachsen. Sie legen uns zugleich die Frage nahe, ob es nicht etwa auch beim psychopathisch Hochbegabten die gesunden Anteile seines Wesens sind, in denen die Hauptwurzeln seiner schöpferischen Leistungen liegen.

Eine letzte Frage drängt sich hier nun noch auf, eine Frage von praktischer Bedeutsamkeit, die schon deswegen ihre Beantwortung fordert: Hat die Kultur an sich etwas mit Geistesstörung zu tun und in welchem Sinne? Fördert sie das Auftreten der Psychosen und gibt sie etwa gar ein besonderes Quellgebiet, besondere spezifische Ursachen für diese ab? Man hat dergleichen gelegentlich mehr oder weniger bestimmt behauptet, und zwar mehr aus gefühlsmäßigen Gründen: aus einer Art Kulturüberdruß und Kulturpessimismus wie aus wissenschaftlich wohl fundierter Erfahrung heraus. Und man hat dann wohl auch mit schlagwortartiger Formulierung von *Kultur und Geisteskrankheit* oder wenigstens von *Kultur und Entartung* als innerlich zusammengehörenden Dingen gesprochen. Zum Beweis hat man die verschiedensten Erscheinungen herangezogen. Insbesondere hat man darauf hingewiesen, daß geistige Abwegigkeiten: Psychopathien und Geisteskrankheiten auf der einen Seite, soziale Minderwertigkeiten wie Selbstmord, Verbrechen und ähnliches auf der anderen, mit zunehmender Kultur eine Zunahme erfahren haben. Diese Beweismittel sind aber nicht genügend stichhaltig. Die Zunahme der Geisteskranken, soweit sie tatsächlich festgestellt ist, ist in der Hauptsache eine solche der Anstaltsaufnahmen und beweist als solche nicht sowohl eine wirkliche Zunahme der Psychosen als die Tendenz zu ihrer stärkeren Hereinziehung in die Anstaltspflege. Ebenso läßt sich auch die angebliche Zunahme der Psychopathen anderweitig erklären: Diese seelisch labilen und widerstandslosen Naturen treten um so leichter und stärker nach außen in Erscheinung, je schwierigeren Umweltsverhältnissen sie ausgesetzt sind, und so ist es nur natürlich, daß sie unter den stärkeren Belastungen des Kulturlebens entsprechend stärker hervortreten. Überdies ist sowohl für die Psychopathen wie für die Geisteskranken im Laufe der Kulturentwicklung der Blick mehr und mehr geschärft worden, so daß man sie leichter als früher erkennt und erfaßt. Die sozialen Minderwertigkeits- und Verfallserscheinungen endlich, als welche man neben dem Verbrechen auch den Selbstmord angesprochen hat, sind so vielfältig bedingt und hängen mit so verschiedenartigen Ursachen zusammen: mit gesellschaftlichen, wirtschaftlichen und anderen, daß ihre etwaige Zunahme ebensowenig in Bausch und Bogen mit Kultureinflüssen wie in Bausch und Bogen mit psychischen Krankhaftigkeiten in Zusammenhang gebracht werden kann. Es bleibt also nichts übrig, als ein wenn überhaupt, dann anderweitiges, andersartiges Belegmaterial heranzuziehen, und auch dieses fällt — um es gleich vorwegzunehmen — nicht allzu schwer ins Gewicht.

Dazu wäre im einzelnen nun folgendes zu sagen: Es ist zuzugeben, daß das Kulturleben manche ungünstige Beeinflussungen des Seelenlebens mit sich führt, Erscheinungen, die freilich noch keine Geisteskrankheit bedeuten. So pflegt mit der Kultur eine gewisse Entfernung, eine gewisse Entfremdung von der Natur Hand in Hand zu gehen, und diese *Naturentfremdung* macht sich dann in mancherlei Formen, so in einer Schwächung der grundlegenden Instinkte wie etwa des Selbsterhaltungsinstinktes oder in einer Schädigung der Natürlichkeit, der Sicherheit und Festigkeit wichtiger Lebenstriebe, zum Beispiel des Geschlechtstriebes, geltend. Es ist weiter zuzugeben, daß die Kultur bzw. die überschnell fortschreitende Zivilisation vielfach überstarke Anforderungen an die psychisch-nervöse Leistungsfähigkeit des einzelnen stellt und darüber hinaus in erhöhter Weise ihn innerseelischen und äußeren Konflikten aussetzt, denen er nicht ohne weiteres gewachsen ist und die er infolgedessen teils mit neurasthenischen Überreizungserscheinungen, teils mit den vielgestaltigen Störungen der eigentlichen Neurosen beantwortet. Doch sind auch diese Nervenstörungen keine Geisteskrankheiten, sie befallen zudem vorzugsweise Naturen von ungünstiger Nervenveranlagung, und sie dürften zum Teil wenigstens so weit zurückgehen, als dem Kulturmenschen eine fortschreitende Angleichung an die erhöhten seelischen und sonstigen Anforderungen des Kulturlebens möglich wird. Und es ist endlich zuzugeben, daß die Kultur (hier richtiger gesagt: die Zivilisation) gewisse Schädlichkeiten in Form von Kultur- bzw. Zivilisationsgiften mit sich führt oder ihnen wenigstens zu größerer Verbreitung verhilft. In diesem Sinne wäre an die Syphilis auf der einen Seite, die Rausch- und Genußgifte, speziell den Alkohol, auf der anderen zu denken, und in der Tat würde die Auffassung: zunehmende Zivilisation bedeute zugleich Zunahme der Syphilis- und Alkoholpsychosen, nicht jeder Berechtigung entbehren. Es darf nun aber gerade hier nicht vergessen werden, daß die Kultur, die so manche Schädlichkeiten nach sich zieht, zugleich auch die Mittel und Wege findet, um sich ihrer zu erwehren, und tatsächlich hat ihre Weiterentwicklung es beispielsweise vermocht, durch systematischen Frontangriff gegen Syphilis und Rauschgifte die auf ihrem Boden erwachsenen Psychosen mehr und mehr einzuschränken. So bleibt schließlich nur noch eine bedenkliche Erscheinung, die dem Kulturleben anzuhaften pflegt und deren Bedeutung nun freilich nicht unterschätzt werden darf. Es ist die aufs engste kulturverbundene besondere Fürsorge für alle Art Hilflose und Unzulängliche, insbesondere auch für die psychisch Defekten. Sie wirkt jener Auslese entgegen, mit der die Natur selbst alles Lebensunwerte, biologisch Minderwertige und Kranke aus dem Lebensprozeß auszuschalten pflegt, und sie fördert damit eine Gegenauslese, bei der Familien mit seelisch unzulänglichen Mitgliedern den gleichen, wenn nicht etwa gar einen größeren Anteil an der Fortpflanzung behalten können wie die Gesunden und Vollwertigen. Doch auch hier darf man nicht die kulturellen Ausgleichskräfte übersehen. Vertiefte Einsicht in die Zusammenhänge und erhöhtes Verantwortungsbewußtsein, diese natürlichen Begleiterscheinungen jedes wirklichen kulturellen Fortschritts, weisen auch hier Ziel und Richtung.